图解 药食搭配 宜忌全书

朱天荣 编著

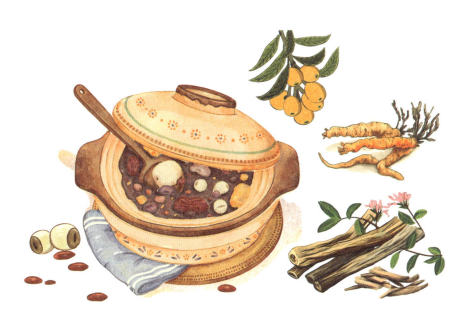

电子工业出版社
Publishing House of Electronics Industry
北京·BEIJING

图书在版编目（CIP）数据

图解药食搭配宜忌全书 / 朱天荣编著 . -- 北京 ：

电子工业出版社，2025. 3. -- ISBN 978-7-121-49789-6

Ⅰ . R247.1-64；R969.2-64

中国国家版本馆 CIP 数据核字第 2025DP8434 号

责任编辑：王小聪

印　　刷：天津画中画印刷有限公司

装　　订：天津画中画印刷有限公司

出版发行：电子工业出版社

　　　　　北京市海淀区万寿路 173 信箱　　　邮编：100036

开　　本：720×1000　　1/16　　印张：10　　字数：190 千字

版　　次：2025 年 3 月第 1 版

印　　次：2025 年 3 月第 1 次印刷

定　　价：49.80 元

凡所购买电子工业出版社图书有缺损问题，请向购买书店调换。若书店售缺，请与本社发行部联系，联系及邮购电话：(010) 88254888，88258888。

质量投诉请发邮件至 zlts@phei.com.cn，盗版侵权举报请发邮件至 dbqq@phei.com.cn。

本书咨询联系方式：(010) 68161512，meidipub@phei.com.cn。

第一章　63种常见食材之搭配宜忌

目录

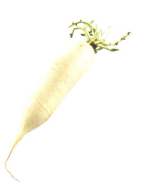

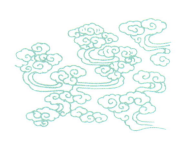

第 二 章 41种常见中药之搭配宜忌

第 三 章　60种常见西药之搭配禁忌

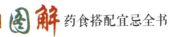
第 四 章　　9种体质之对症药食宜忌

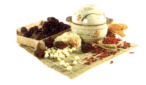

温馨提示

　　食物相宜相克知识一部分来源于人类几千年以来，在对食物营养和食物安全的艰难探索过程中积累下来的经验；一部分来源于现代营养学的研究。食物相宜或相克仅在特定情况下（如特定体质、超量食用、实验室等）适用。本书中提到的相宜相克知识旨在提供饮食安全的参考文本。家庭成员在日常饮食中无须过度关注某一种营养素的损失或特定情况下的不良影响，而应该把合理的饮食当作生活享受来对待，按照国家颁布的《中国居民膳食指南》做到科学进食、膳食多样化，这样才有益于身体健康。

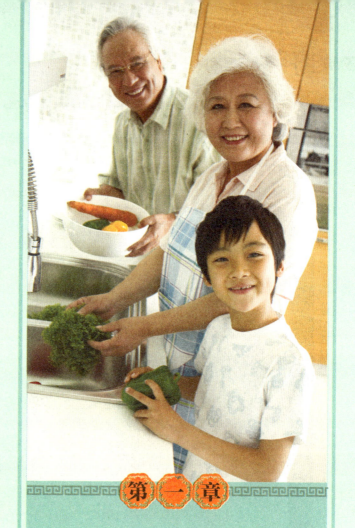

第一章

63种常见食材之搭配宜忌

「民以食为天」，随着人们生活水平的提高、物质日益丰富，人们对『吃』越来越重视、越来越讲究，对饮食的要求也越来越高，已经提高到了延年益寿的高度。合理的饮食就是要根据食物的性味归经、营养功能合理地进行选择和搭配。

第一节　　8种常见主食之搭配宜忌速查

大　米

性味归经 大米性平，味甘。归脾经、胃经、肺经。

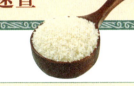

黄金搭配

✅ **大米+白萝卜：** 大米与白萝卜搭配食用，既能止咳化痰、消食利膈，还有助于消腹胀、治烦渴，对痰多咳喘、年老体弱、胸膈满闷、食积饱胀等病症有一定的食疗作用。

✅ **大米+桑葚：** 大米与桑葚搭配食用，不仅可以补肝益肾、养血润燥，还能消除疲劳、改善记忆力。

✅ **大米+瘦猪肉+香芋：** 大米与瘦猪肉、香芋搭配食用，有利于祛痰散结、消肿止痛，对痰火旺盛、肠胃虚弱等病症有良好的食疗作用。

✅ **大米+乌鸡：** 大米与乌鸡同食，不仅能益气养阴，还可祛热补中，对于阴虚瘦弱、骨蒸潮热、烦热消渴、赤白带下、遗精白浊及老年人五脏气坠、耳鸣等病症有显著的食疗作用。

✅ **大米+绿豆：** 绿豆具有清热解暑、利水消肿、润喉止渴等功效，大米与之煮成粥后，清润的口感有利于食欲不佳的患者或老年人食用。

✅ **大米+松子+枸杞子+莲子：** 大米与松子、枸杞子、莲子搭配食用，既可健脾养胃、润肺滑肠、益肝肾、降血压，又有助于提高人体免疫力、防老抗衰、强身健体，特别适合中老年人。

✅ **大米+葛粉：** 大米与葛粉同食，营养丰富，对外感发热、项背强痛、口渴等病症有着良好的食疗作用。

✅ **大米+杏仁：** 大米与杏仁搭配食用，可为人体提供丰富的营养，对痔疮、便血等病症有明显的改善作用。

搭配禁忌

❌ **大米+马肉：** 马肉含丰富的B族维生素，大米与马肉同食，不仅不利于人体对B族维生素的吸收，还可能会引发心绞痛或诱发旧疾，从而危害人体健康。故二者不宜同食。

❌ **大米+蜂蜜：** 大米尤其是热米饭不能同蜂蜜一起大量食用，因为热米饭会破坏蜂蜜中的营养成分。二者同食，营养会降低，且可能引发胃部不适。故二者不宜同食。

小 米

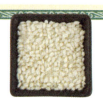

性味归经 小米性凉，味甘、咸。归脾经、胃经、肾经。

黄金搭配

⊘ **小米+黄豆：** 小米与黄豆搭配食用，可为人体提供丰富的营养，不仅能健脾和胃，还可益气宽中，是强身健体的食用佳品。

⊘ **小米+绿豆：** 小米中色氨酸、亮氨酸、蛋氨酸的含量很高，而绿豆中赖氨酸的含量较高。二者搭配食用，不仅口感好，而且还能提供更多人体所需的蛋白质。

配搭禁忌

⊗ **小米+苦杏仁：** 小米与苦杏仁同食，易致呕吐、恶心。故二者不宜同食。

糯 米

性味归经 糯米性温，味甘。归脾经、胃经、肺经。

黄金搭配

⊘ **糯米+山药+黑芝麻：** 糯米与山药、黑芝麻搭配食用，不仅可补脾和胃，还能益肝固肾，对于脾虚食少、肺虚喘咳、肝肾精血不足所导致的眩晕、腰膝酸软、须发早白等病症有较好的食疗作用。

⊘ **糯米+大枣+苎麻根：** 糯米与大枣、苎麻根搭配食用，既可健脾养胃、清热止血，又能补中益气、养血安胎，对脾胃虚弱、血虚不足者和孕妇有很好的食疗作用。

配搭禁忌

⊗ **糯米+鸡肉：** 糯米不易消化，与鸡肉一起过量食用，会引起腹泻、消化不良等症状。故二者不宜同食。

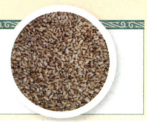

小麦

性味归经 小麦性凉，味甘。归心经、脾经、肾经。

黄金搭配

⊘ **小麦+大米：** 小麦中含有大量的蛋白质，大米富含淀粉，二者搭配食用，可起到互补的作用，有利于人体健康。

⊘ **小麦+鸡蛋：** 小麦与鸡蛋搭配食用，不仅可口，而且营养丰富，能够增强人体机能。

配禁搭忌

⊗ **小麦+枇杷：** 小麦性凉、味甘，而枇杷性平，味甘、涩，可助湿生痰。二者一起食用易诱发痰多之症，对人体健康有害。故二者不宜同食。

高粱

性味归经 高粱性温，味甘、涩。归脾经、胃经。

黄金搭配

⊘ **高粱+大米：** 高粱与大米搭配食用，可弥补高粱中赖氨酸和苏氨酸的不足，有利于人体健康。

⊘ **高粱+赤小豆：** 高粱与赤小豆搭配食用，可提供丰富的营养，有助于健脾、利尿，也有利于人体健康。

搭配禁忌

⊗ **高粱+葵菜：** 高粱味涩，葵菜性寒，味甘、滑，高粱与葵菜一起食用，不利于人体健康。故二者不宜同食。

⊗ **高粱+食用碱：** 在煮高粱粥时加入食用碱，会破坏高粱的营养成分。故二者不宜同食。

黄 豆

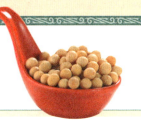

性味归经 黄豆性平，味甘。归脾经、胃经。

黄金搭配

○ **黄豆+牛排骨：**黄豆与牛排骨搭配食用，能补血养肝、益肾壮骨、补中益气、利尿消肿，对久病体虚、缺铁性贫血、水肿、骨质疏松、高血压等病症有良好的食疗作用。

○ **黄豆+猪蹄+黄花菜：**黄豆与猪蹄、黄花菜搭配食用，既能养血通乳，又可补心明目，对产妇产后缺乳、身体虚弱有较好的食疗作用。

○ **黄豆+糯米+陈皮+生姜：**黄豆与糯米、陈皮、生姜同食，可补中益气、健脾暖胃、宽中下气、开胃行滞、化痰除湿，适用于慢性胃炎、胃溃疡等患者。

○ **黄豆+青豆+赤小豆：**黄豆与青豆、赤小豆搭配食用，营养更为全面，适用于脚气病及心脑血管疾病等患者。

○ **黄豆+蜂蜜：**黄豆与蜂蜜搭配食用，可补心血、缓肝气、健脾胃、通血脉、利大肠、消水肿，适用于慢性肝炎、动脉粥样硬化症等患者。

搭配禁忌

✗ **黄豆+酸牛奶：**黄豆与酸牛奶一起食用，黄豆中所含的化学成分会影响人体对酸牛奶中所含钙元素的吸收。故二者不宜同食。

食谱推荐

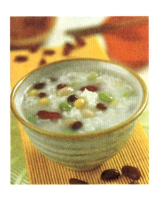

五彩杂豆粥

材料 粳米100克，陈皮1小片，赤小豆、青豆、黄豆、小白豆各50克，枸杞子少许。

调料 白糖适量。

做法 ❶ 将粳米洗净后浸泡30分钟；除去豆中杂质，分别洗净，并浸水备用；陈皮浸软，洗净、刮净。

❷ 锅内加水煮沸，放入做法❶中的材料，用大火烧开，而后改用小火续煮约40分钟。

❸ 用白糖调味，待粥再次煮沸即可。

绿 豆

性味归经 绿豆性寒，味甘。归心经、胃经。

黄金搭配

✅ **绿豆+南瓜**：绿豆和南瓜搭配食用，不仅能补中益气、清热解毒、生津止渴，还能降低血糖、健脾胃、清肠道。

✅ **绿豆+莲藕**：绿豆与莲藕搭配食用，可和胃温脾、疏肝利胆、养心降压，对肝胆病与高血压病患者有一定的辅助食疗作用。

✅ **绿豆+大米+冰糖**：绿豆与大米、冰糖同食，可清暑热、生津液、消水肿，对痢疾、腹泻、疮、疖、痈、肿、小便不利等病症有辅助食疗作用。

✅ **绿豆+蒲公英**：绿豆与蒲公英搭配食用，能清热解毒、利尿散结，对于多种炎症及小便不利、大便秘结等病症的食疗作用显著。

✅ **绿豆+胡椒**：绿豆与胡椒一起食用，可增强人体机能，对痢疾、腹泻等病症有很好的食疗作用。

搭配禁忌

❌ **绿豆+土豆**：绿豆和土豆搭配食用，有可能会引起腹泻，影响人体健康。故二者不宜同食。

❌ **绿豆+狗肉**：绿豆与狗肉搭配食用，有可能会引起腹胀，影响人体健康。故二者不宜同食。

❌ **绿豆+鲤鱼**：绿豆与鲤鱼均为利水作用强的食物，二者搭配，不利于正常体质的人食用，仅适合水肿患者食用。

食谱推荐

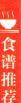

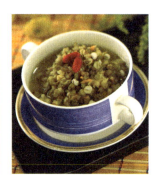

南瓜绿豆汤

材料 南瓜300克，绿豆200克，薏米50克，山药、枸杞子各少许。

调料 盐适量。

做法 ❶ 南瓜洗净，切成小块；山药洗净，切成薄片；绿豆、薏米分别洗净。

❷ 锅内放清水、绿豆和薏米，以大火烧开，撇去浮沫；加入南瓜块、枸杞子和山药片，烧开后改用小火炖至酥烂。

❸ 再加入盐调味即可。

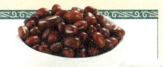

赤小豆

性味归经 赤小豆性平，味甘。归脾经、大肠经、小肠经。

黄金搭配

✅ **赤小豆+大枣+大米+红糖+蜂蜜：** 赤小豆与大枣、大米、红糖、蜂蜜一起食用，可增强人体机能，适用于久病体虚者、免疫力低下者、营养不良者及再生障碍性贫血患者等。

✅ **赤小豆+南瓜：** 赤小豆与南瓜搭配食用，具有润肤养颜的功效，对感冒、胃痛、咽喉痛、百日咳等病症也有一定的食疗作用。

✅ **赤小豆+鹌鹑+生姜：** 赤小豆与鹌鹑、生姜一起食用，可为人体提供丰富的营养，对小儿腹泻和小儿疳积等病症有很好的食疗作用。

搭配禁忌

❌ **赤小豆+鲤鱼：** 赤小豆与鲤鱼均能利水消肿，如果二者搭配，利水作用更强，仅适用于肾炎患者及水肿患者食用，正常体质者一般不宜食用。

食谱推荐

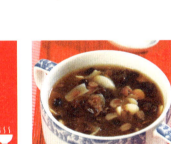

百合杏仁赤小豆粥

材料 赤小豆4大匙，甜杏仁2小匙，百合半大匙。

调料 白糖少许。

做法 ❶ 将赤小豆洗净，放入锅中，加入适量清水，用大火煮沸，再改用小火煮至半熟；百合洗净。

❷ 将百合、甜杏仁、白糖加入锅中，煮至粥熟即可。

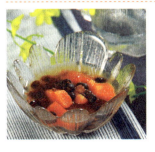

赤小豆南瓜煲

材料 南瓜500克，赤小豆100克。

调料 盐适量。

做法 ❶ 赤小豆洗净，放入清水中浸泡半日，再放入高压锅中煮熟取出；南瓜洗净，切小块。

❷ 将赤小豆、南瓜块一同放入瓦罐中，加入适量清水，用小火炖煮，过30分钟后加盐调味即可盛出。

第二节　15种常见蔬菜之搭配宜忌速查

黄 瓜

性味归经 黄瓜性凉，味甘。归肺经、脾经、胃经、膀胱经。

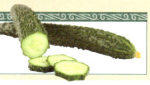

黄金搭配

⊘ **黄瓜+黑木耳：**黄瓜与黑木耳搭配食用，不仅能补虚养血、平衡人体所需的营养，还具有减肥的作用，对肥胖症的食疗作用显著。

⊘ **黄瓜+大蒜：**黄瓜与大蒜搭配食用，既可降低胆固醇，又可清热止渴、健胃消食、减肥轻身。糖尿病、高脂血症、心脑血管疾病、肥胖症等患者可常食。

⊘ **黄瓜+豆腐：**黄瓜与豆腐均含有丰富的营养，二者搭配食用，既可清热解毒、消肿利尿，又可止泻镇痛，适用于高血压、肥胖症及水肿、咽喉肿痛、心躁烦渴等病症。

⊘ **黄瓜+猪肉：**黄瓜与猪肉搭配食用，不仅能清热解毒，还可滋阴润燥，对消渴烦热、阴虚干咳、体虚乏力、便秘等病症有一定的食疗作用。

搭配禁忌

⊗ **黄瓜+富含维生素C的食物：**西红柿、橘子等食物均富含维生素C，易被黄瓜中含有的维生素C分解酶所破坏。若黄瓜与它们同食，会降低营养价值。故不宜同食。

⊗ **黄瓜+花生：**花生富含脂肪，与黄瓜同食，不易被人体消化、吸收。故二者不宜同食。

食谱推荐

黄瓜炒猪肉片

材料 黄瓜250克，猪五花肉150克，水发黑木耳15克，大葱、生姜、大蒜各适量。

调料 油、鸡汤、辣椒酱、盐、酱油、干辣椒、水淀粉各适量。

做法 ❶ 猪五花肉洗净，去筋膜，切薄片，加入盐、酱油、水淀粉拌匀；黄瓜去皮、去籽，切薄片；水发黑木耳择洗干净，撕小片；大葱切丝；生姜、大蒜切片；干辣椒去蒂，切丝。

❷ 取小碗，放入酱油、盐、水淀粉，加少许鸡汤勾兑成芡汁。

❸ 油锅烧热，放入猪肉片划散，加干辣椒丝、姜片、蒜片、葱丝、辣椒酱、黑木耳片及黄瓜片，拌炒，倒入芡汁，翻炒至熟即可。

冬 瓜

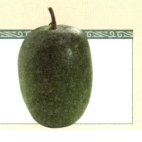

性味归经 冬瓜性微寒，味甘、淡。归肺经、胃经、膀胱经。

黄金搭配

⊘ **冬瓜+芦笋：**冬瓜与芦笋搭配食用，不仅清凉爽口，还具有良好的保健功效，如清热利尿、解毒生津、降压降脂、防癌抗癌，对高血压、高脂血症、动脉粥样硬化症、糖尿病、水肿及肥胖症等患者均大有裨益。

⊘ **冬瓜+蘑菇：**冬瓜与蘑菇搭配食用，不仅能利尿消肿、清热解毒，还可补脾益气、养胃强身、降压防癌，从而能够增强人体机能和体质。

⊘ **冬瓜+鸡肉：**冬瓜与鸡肉搭配食用，既可补中益气、清热利尿、消肿减肥，又能排毒养颜、美体纤体，其食疗功效十分显著。

⊘ **冬瓜+火腿：**冬瓜与火腿搭配食用，可以为人体提供丰富的营养，还有很大的减肥功效，对小便不利也有一定的食疗作用。

⊘ **冬瓜+海带：**冬瓜与海带搭配食用，有助于延年益寿、减肥美容，还能祛脂降压、清热利尿，对高血压、冠心病、糖尿病、高脂血症、水肿及肥胖症等病症具有明显的改善和缓解作用。

搭配禁忌

⊗ **冬瓜+赤小豆：**冬瓜与赤小豆均为利水作用比较强的食物，二者搭配食用，不适用于正常体质的人，有可能会导致身体脱水。故二者不宜同食。

⊗ **冬瓜+醋：**醋会破坏冬瓜中所含的营养成分，冬瓜与其搭配食用，不利于营养的吸收。故二者不宜同食。

食谱推荐

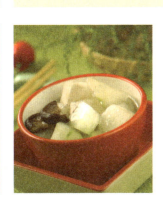

冬瓜香菇汤

材料 冬瓜500克，香菇适量，葱花少许。

调料 盐1小匙，味精半小匙。

做法 ❶ 冬瓜洗净切块；香菇泡软切片。
❷ 取瓦罐一个，加水，放入香菇片、冬瓜块煲15分钟左右。
❸ 放入盐、味精、葱花即可。

丝 瓜

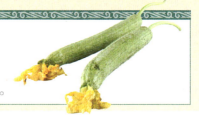

性味归经 丝瓜性凉，味甘。归肺经、胃经、肝经。

黄金搭配

☑ **丝瓜+毛豆：** 丝瓜与毛豆搭配食用，可增加营养，为人体提供更多的蛋白质、钙元素、铁元素、胡萝卜素、维生素C等，从而有助于增强机体抵抗力，维持血管和肌肉的正常功能，对便秘、口臭、筋骨疼痛等病症有一定的缓解作用。

☑ **丝瓜+鸡蛋：** 丝瓜与营养丰富的鸡蛋一起食用，既可解暑凉血、润肤养颜，又能清热解毒、滋阴润燥，还有一定的养血通乳的食疗作用，适用于热毒、咽痛、目赤、消渴、烦热等病症。

☑ **丝瓜+虾米：** 丝瓜与虾米搭配食用，对人体健康十分有利，不仅有助于通乳、解毒，而且利于滋肺、补肾。对肺虚咳嗽、身体疲倦、腰膝酸软等病症有很好的辅助治疗作用。

☑ **丝瓜+猪肉：** 丝瓜可凉血解毒、清热化痰，猪肉营养丰富，二者搭配食用，有一定的清热利肠、解暑除烦的功效，尤其适用于暑热烦渴等病症。

配搭禁忌

❌ **丝瓜+白萝卜：** 丝瓜与白萝卜同食容易使二者的营养价值分别降低，长期食用容易伤元气。故二者不宜同食。

食谱推荐

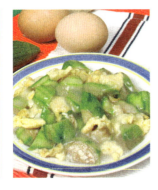

丝瓜炒鸡蛋

材料 丝瓜2条，鸡蛋3个，生姜适量。

调料 盐、水淀粉各适量，油5大匙。

做法 ❶ 丝瓜去皮，切滚刀块；生姜切丝。
❷ 鸡蛋打散，加入盐和水淀粉拌匀，用3大匙油炒成蛋花，盛出。
❸ 另用2大匙油炒香姜丝，放入丝瓜块炒熟，随后加入盐调味，再拌入炒好的蛋花，迅速翻炒。
❹ 加入水淀粉勾芡，炒匀即可。

南 瓜

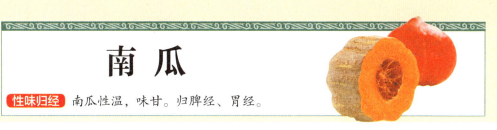

性味归经 南瓜性温，味甘。归脾经、胃经。

黄金搭配

✔ **南瓜+芦荟：** 南瓜与芦荟搭配食用，可为人体提供丰富的营养，还能美白、抗衰、减肥，促进人体健康。

✔ **南瓜+大枣：** 南瓜与大枣搭配食用，不仅营养丰富，还可补中益气、收敛肺气，适合胃溃疡患者食用。

搭配禁忌

✘ **南瓜+菠菜：** 南瓜含有维生素C分解酶，菠菜富含维生素C，二者同食易破坏营养成分、降低营养价值。故二者不宜同食。

✘ **南瓜+螃蟹或海鱼：** 南瓜如果与螃蟹或海鱼一起食用，容易中毒，危害人体健康。故二者不宜同食。

苦 瓜

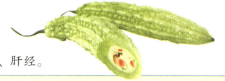

性味归经 苦瓜性寒，味苦。归胃经、心经、肝经。

黄金搭配

✔ **苦瓜+番石榴：** 苦瓜和番石榴均富含营养，二者搭配食用，可增强人体免疫力，尤其适用于糖尿病患者。

✔ **苦瓜+猪肉：** 苦瓜与猪肉搭配食用，可清热祛暑、明目解毒、健脾补肾，对身热烦渴、暑痈、眼结膜炎等病症有一定的食疗作用。

搭配禁忌

✘ **苦瓜+动物肝脏：** 苦瓜含有丰富的维生素C，若与动物肝脏一起食用，维生素C易被动物肝脏中的铜元素、铁元素破坏。故二者不宜同食。

菠菜

性味归经 菠菜性凉，味甘。归大肠经、胃经、肝经。

✔ 黄金搭配

⊘ **菠菜+鸡蛋：** 菠菜与鸡蛋搭配食用，可为人体提供丰富的营养，有助于贫血、久病体虚、营养不良等患者增强体质。

⊘ **菠菜+猪血：** 菠菜与猪血搭配食用，不仅能养血止血，还能滋阴润燥，可有效防治血虚肠燥、贫血及出血等疾病。

⊘ **菠菜+羊肝：** 菠菜与羊肝同食，不仅能为人体提供丰富的营养，还能补肝、养血、明目，对贫血、肺结核、夜盲症等病症的食疗作用显著。

⊘ **菠菜+胡萝卜：** 菠菜与胡萝卜搭配食用，可减少胆固醇在血管壁上的沉积，使血管保持畅通，对预防心脑血管疾病有一定的作用。

✘ 搭配禁忌

✘ **菠菜+豆腐：** 菠菜中含有较多的草酸，而豆腐中含有丰富的钙元素、镁元素，二者搭配食用，易生成草酸钙，不仅容易损失营养，还可能引发泌尿系统结石。故二者不宜同食。

✘ **菠菜+鳝鱼：** 菠菜与鳝鱼性味不相协调。前者性凉而滑，可下气润燥；后者性大温，多脂，可补气养血、除瘀祛湿。二者同食易导致腹泻，影响人体健康。故二者不宜同食。

食谱推荐

羊肝炒菠菜

材料 菠菜300克，羊肝150克，鸡蛋1个，葱花、姜丝各适量。

调料 盐、味精各半小匙，酱油、干淀粉、料酒、油各1大匙，白糖少许。

做法 ❶鸡蛋取蛋清备用；羊肝洗净，切薄片，加入少许盐、蛋清、干淀粉和部分料酒腌制5分钟；菠菜择洗干净，放入沸水中氽烫，捞出、冲凉，沥干水分，切段备用。

❷油锅烧至四成热时，放入羊肝片滑至八分熟，盛出备用。

❸锅置火上，加少许底油烧热，先下入葱花、姜丝炒香，再放入菠菜段、羊肝片，然后调入剩余料酒，最后加入酱油、白糖、剩余盐、味精，快速翻炒均匀，盛出即可。

白 菜

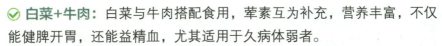

性味归经 白菜性微寒，味甘。归肺经、胃经、膀胱经、大肠经。

黄金搭配

⊘ **白菜+牛肉：** 白菜与牛肉搭配食用，荤素互为补充，营养丰富，不仅能健脾开胃，还能益精血，尤其适用于久病体弱者。

⊘ **白菜+豆腐：** 白菜与豆腐同食，可为人体提供丰富的营养，并能补中益气、消食、通便利尿、清肺热、止痰咳，还可有效防治大便干结、小便不利、痰多肺热等病症。

⊘ **白菜+猪肉：** 白菜与猪肉搭配食用，不仅营养丰富，还可滋阴润燥，对营养不良、大便干结等病症有一定的食疗作用。

⊘ **白菜+虾米：** 白菜与虾米搭配食用，可使营养更为丰富，并有助于滋阴清肺、清热解毒、润肠开胃。

搭配禁忌

⊗ **白菜+动物肝脏：** 白菜中所富含的维生素C极易被动物肝脏中的铜元素破坏。故二者不宜同食。

⊗ **白菜+兔肉：** 兔肉性凉，易致腹泻，白菜通便，二者同食易引起腹泻或呕吐。故二者不宜同食。

⊗ **白菜+黄瓜：** 白菜中所富含的维生素C容易被黄瓜中含有的维生素C分解酶影响，导致营养价值降低。故二者不宜同食。

食谱推荐

白菜羊肉片

材料 羊肉片300克，白菜200克，大蒜3瓣，辣椒1个。

调料 A：鸡精、花椒粉各适量，米酒2大匙；B：盐1小匙，沙茶酱1大匙，酱油、白糖各半大匙；C：水淀粉、香油各1大匙，油2大匙。

做法 ❶ 羊肉片用调料A抓匀，腌渍20分钟；白菜洗净，切小块；蒜瓣及辣椒切末备用。

❷ 锅内加入2大匙油，放入腌好的羊肉片，以中火炒至肉片散开、表面变白，再放入蒜末、辣椒末及调料B和适量水炒匀。

❸ 加入白菜块快炒至熟，再加入水淀粉勾芡炒匀，淋上香油即可。

圆白菜

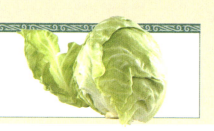

性味归经 圆白菜性平，味甘。归脾经、胃经。

黄金搭配

✓ **圆白菜+黑木耳：** 圆白菜与黑木耳均富含营养，二者搭配食用，可增强人体免疫力，不仅能补肾壮骨、填精健脑，还能健脾通络，对消化道溃疡、久病体虚、萎软乏力、耳鸣健忘、小儿生长迟缓等病症有一定的食疗作用。

✓ **圆白菜+虾米：** 圆白菜富含维生素及微量元素等，可增强人体免疫力，与虾米搭配食用，能强身健体、防病抗病，对动脉粥样硬化症、胆石症及肥胖症等病症亦有一定的食疗作用。

✓ **圆白菜+西红柿：** 圆白菜与西红柿同食，具有益气生津的功效，对身体疲乏、心烦口渴及不欲饮食等病症有一定的食疗作用。

搭配禁忌

✗ **圆白菜+动物肝脏：** 圆白菜含有丰富的维生素C，如果与动物肝脏一起食用，维生素C易被动物肝脏中的铁元素、铜元素氧化，使营养成分流失，不利于人体健康。故二者不宜同食。

✗ **圆白菜+黄瓜：** 圆白菜富含维生素C，而黄瓜中含有维生素C分解酶，若二者同食，营养成分易被破坏，从而降低营养价值。故二者不宜同食。

食谱推荐

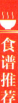

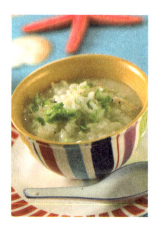

圆白菜虾米姜丝粥

材料 圆白菜250克，粳米100克，虾米少许，姜丝适量。

调料 盐适量，味精少许，油适量。

做法 ❶ 圆白菜去根，择去老皮，冲洗干净，切成细丝；粳米淘洗干净。

❷ 油锅烧热，放入圆白菜丝、虾米、姜丝煸炒，加入味精、盐，翻炒至熟，起锅装入碗内。

❸ 在锅中倒入适量清水，放入粳米，先用大火煮沸后再改用小火煮至粥熟，加入炒好的圆白菜丝、虾米、姜丝搅匀即可。

菜 花

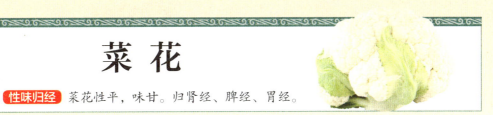

性味归经　菜花性平，味甘。归肾经、脾经、胃经。

黄金搭配

✅ **菜花+西红柿：**菜花与西红柿搭配食用，功效协同，营养丰富。不仅可增强机体的抗病毒能力，对消化道溃疡、感染及便秘等病症还有一定的辅助食疗作用，尤其适用于高血压患者及高脂血症患者。

✅ **菜花+香菇：**菜花与香菇搭配食用，既能利肠胃、壮筋骨，又可降血脂，对冠心病及脑卒中等病症有一定的食疗作用。

✅ **菜花+猪肉：**菜花与猪肉搭配食用，可为人体提供丰富的营养，从而起到强身健体、滋阴润燥的作用，对体虚乏力、阴虚干咳等病症有一定的食疗作用。

✅ **菜花+鸡蛋：**菜花与鸡蛋搭配食用，可健脾开胃、抗衰养颜，同时还有助于促进止血及皮损愈合，适用于贫血、慢性胃炎、肠道吸收不良综合征、机体疲劳综合征等患者。

搭配禁忌

❌ **菜花+动物肝脏：**菜花中含有丰富的纤维素，与动物肝脏同食会降低机体对营养的吸收。此外，动物肝脏中的铁元素、铜元素等也会破坏菜花中所含的维生素C。故二者不宜同食。

❌ **菜花+胡萝卜：**菜花与胡萝卜一起食用，胡萝卜中的抗坏血酸的分解酶素会破坏菜花中所含的维生素C。故二者不宜同食。

食谱推荐

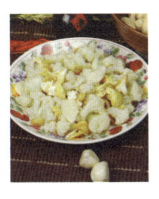

菜花炒蛋

材料　鸡蛋3个，菜花1个，大蒜2瓣。

调料　油、盐、白糖、鸡汤各少许。

做法　❶ 鸡蛋打散，加少许盐，炒熟盛出；大蒜切片；菜花洗净、掰小朵。

❷ 油锅烧热，放入蒜片，炒出香味以后，倒入掰好的菜花，翻炒，加入少许盐、白糖、鸡汤，炒至八成熟的时候，加入鸡蛋翻炒至熟即可。

芹菜

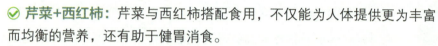

性味归经 芹菜性凉，味辛、甘。归肝经、胃经、膀胱经。

黄金搭配

⊘ **芹菜+西红柿：** 芹菜与西红柿搭配食用，不仅能为人体提供更为丰富而均衡的营养，还有助于健胃消食。

⊘ **芹菜+牛肉：** 芹菜含有大量的粗纤维，牛肉高蛋白质、低脂肪，芹菜与牛肉搭配食用，会增加营养价值，起到滋补健身的作用。

⊘ **芹菜+虾米：** 芹菜富含纤维素，与虾米搭配食用，不仅能为人体提供丰富的营养，还具有一定的减肥功效。

⊘ **芹菜+花生：** 芹菜与花生搭配食用，具有改善心脑血液循环、抗衰老的功效，可有效缓解高血压、动脉粥样硬化症等。

⊘ **芹菜+核桃：** 芹菜与核桃搭配食用，不仅有助于降压，还可补肝益肾，对肾精亏损导致的肝阴虚，肝阳上亢引起的头晕头痛、脾胃虚弱，以及便秘、咳嗽、小便不利等病症有一定的食疗作用。

搭配禁忌

⊗ **芹菜+黄瓜：** 芹菜与黄瓜一起食用，黄瓜中含有维生素C分解酶，会分解芹菜中的维生素C。故二者不宜同食。

⊗ **芹菜+海鲜：** 芹菜与海鲜（如蛤蜊或蚬子或毛蚶或螃蟹等）一起食用，会使芹菜中的B族维生素被分解，还可能导致腹泻。故不宜同食。

食谱推荐

芹菜牛肉片

材料 牛肉片300克，芹菜段30克，蘑菇4朵，胡萝卜50克，蛋清半个，葱段适量，红辣椒2个，蒜末1小匙。

调料 A：酱油2小匙，干淀粉半大匙；B：酱油、盐各1小匙，白糖半大匙；C：油1大匙。

做法 ❶ 将牛肉片用调料A和蛋清腌拌备用；胡萝卜、蘑菇、红辣椒均洗净后切片。

❷ 油锅烧热，放入牛肉片过油，捞起，沥油。

❸ 爆香葱段、蒜末，放入胡萝卜片、红辣椒片、蘑菇片拌炒，再放入牛肉片及调料B拌炒；起锅前放入芹菜段，拌炒均匀即可。

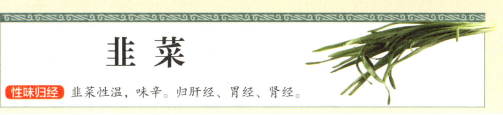

韭 菜

性味归经 韭菜性温，味辛。归肝经、胃经、肾经。

黄金搭配

✅ **韭菜+黄豆芽：** 韭菜与黄豆芽搭配食用，不仅有助于祛除人体内的热毒，还有补虚通便的效果，尤其适用于肥胖症患者。

✅ **韭菜+豆腐：** 韭菜与豆腐搭配食用，既有助于增强体力、提高性功能，又能清热散瘀、消肿利尿，对阳痿、遗精、遗尿、阳气不足、大便干燥及癌症等病症有很好的食疗作用。

✅ **韭菜+虾仁：** 韭菜与虾仁同食，可以为人体提供丰富的营养，不仅对夜盲症、干眼症、便秘等有很好的食疗作用，还能祛虫杀菌。

搭配禁忌

❌ **韭菜+蜂蜜：** 韭菜与蜂蜜同食，韭菜中含有的维生素C易被蜂蜜中的铜元素、铁元素氧化而降低营养价值。另外，韭菜富含纤维素，可通便，蜂蜜性滑，利通肠，二者一起食用，有可能会导致腹泻。故二者不宜同食。

❌ **韭菜+白酒：** 韭菜性温、味辛，可壮阳活血；白酒性温，可使血管扩张。如果生韭菜与白酒一起食用，对出血性疾病患者极为不利。故二者不宜同食。

❌ **韭菜+牛奶：** 韭菜中富含草酸，易与牛奶中的钙元素相结合而生成草酸钙。二者同食，不仅会降低营养成分，而且易使人患结石方面的疾病。故二者不宜同食。

食谱推荐

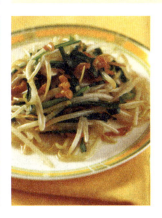

黄豆芽炒韭菜

材料 韭菜半把，黄豆芽250克，虾米、蒜末、姜丝各适量。

调料 沙茶酱1小匙，醚糟1大匙，盐少许，油适量。

做法 ❶ 将黄豆芽洗净；韭菜洗净，切小段；虾米泡发。

❷ 油锅烧热，放入蒜末、姜丝爆香后转大火，加入黄豆芽和韭菜段快炒；再放虾米拌炒，加沙茶酱和盐调味；最后自锅边倒醚糟，至汤汁收干即可。

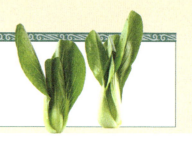

油 菜

油菜性凉，味甘。归肝经、脾经、肺经。

黄金搭配

⊘ **油菜+蘑菇：** 油菜与蘑菇均含有纤维素，二者搭配食用，不仅可以调理机体，起到一定的润肤养颜、延缓衰老的作用，还能减少脂肪的吸收，对皮肤过度角质化、肥胖症等患者尤为适用。

⊘ **油菜+豆腐：** 油菜和豆腐都含有丰富的营养，二者搭配食用，既可清肺止咳，又能生津润燥、清热解毒。

⊘ **油菜+虾仁：** 油菜中含有较多的维生素，与含钙元素丰富的虾仁搭配食用，不但能补肾壮阳，还有利于促进人体对钙元素的吸收和利用。

⊘ **油菜+鸡翅：** 油菜中含有大量的胡萝卜素和维生素C，鸡翅中含有丰富的胶原蛋白，二者搭配食用对强化肝脏功能及美化肌肤非常有效。

搭配禁忌

✗ **油菜+黄瓜：** 油菜中富含维生素C，与黄瓜一起食用，易被黄瓜中所含的维生素C分解酶所破坏，从而使营养价值降低。故二者不宜同食。

✗ **油菜+动物肝脏：** 油菜中富含维生素C，若与动物肝脏一起食用，易被动物肝脏中的铜元素、铁元素氧化而失去功效。同时，油菜中含有的纤维素也会影响人体对动物肝脏中铜元素、铁元素的吸收。故二者不宜同食。

食谱推荐

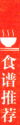

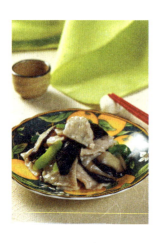

油菜香菇炒肉

材料 猪肉、油菜各200克，香菇150克。

调料 油、盐、味精、水淀粉各适量。

做法 ❶ 将油菜择洗干净，切成3厘米长的段，梗叶分置；香菇用温开水泡开后去蒂，切块；猪肉洗净，切薄片，加入水淀粉，搅拌均匀。

❷ 油锅烧热，放入猪肉片翻炒几下再放入油菜梗，炒至六七分熟，加入盐，再放入油菜叶稍加翻炒。

❸ 放入香菇块并倒入泡香菇的水，烧至油菜梗软烂，加入味精调味即可。

马齿苋

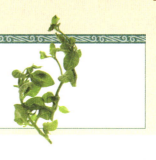

性味归经 马齿苋性寒，味酸。归大肠经、肝经。

黄金搭配

⊘ **马齿苋+荠菜：** 马齿苋与荠菜做成荠菜马齿苋汤，不仅可以凉血、止血，还有一定的兴奋子宫的作用，适用于女性崩漏、月经过多、产后恶露等病症。

⊘ **马齿苋+莲藕+白糖：** 马齿苋与莲藕、白糖搭配食用，做成马齿苋藕汁饮，既能清热解毒，又可凉血止痢，对菌痢、肠炎有很好的食疗作用。

⊘ **马齿苋+黄花菜：** 马齿苋与黄花菜搭配食用，不仅营养丰富，而且还可清热祛毒、明目，对火眼、双目红赤、肿痛等病症有一定的缓解作用。

⊘ **马齿苋+大米：** 马齿苋与大米搭配做成马齿苋粥，可清热解毒、止痢消炎，对菌痢、肠炎患者尤为适用。

⊘ **马齿苋+鸡蛋：** 马齿苋与鸡蛋搭配食用，可为人体提供丰富的营养，对女性阴部瘙痒、白带发黄等病症有很好的食疗作用。

搭配禁忌

⊗ **马齿苋+黄瓜：** 马齿苋富含维生素C，易被黄瓜中所含的维生素C分解酶破坏，从而降低营养价值，不利于人体健康。故二者不宜同食。

⊗ **马齿苋+茼蒿：** 马齿苋与茼蒿一起食用，会阻碍人体对茼蒿中所含的钙元素、铁元素的吸收，不利于人体健康。故二者不宜同食。

⊗ **马齿苋+胡椒：** 马齿苋与胡椒一起食用，容易引发中毒，危害人体健康。故二者不宜同食。

食谱推荐

马齿苋蒲公英粥

材料 马齿苋、蒲公英各15克，大米适量。

调料 冰糖适量。

做法 ❶马齿苋、蒲公英洗净后放入锅中，加入适量清水煎煮，去渣取汁。

❷大米淘洗干净，放入锅中，加入马齿苋、蒲公英的药汁煮粥，煮熟后放入冰糖调味即可。

白萝卜

性味归经 白萝卜性凉，味辛、甘；熟者甘平。归肺经、胃经。

黄金搭配

✅ **白萝卜+豆腐：** 白萝卜与豆腐搭配食用，有助于增强人体消化能力，利于机体对营养的吸收。

✅ **白萝卜+羊肉：** 白萝卜和羊肉均营养丰富。二者搭配食用，不仅有助于预防心脑血管疾病的发生，还可益精壮阳、顺气消食，尤其适用于肾虚体弱者。

✅ **白萝卜+牛肉：** 白萝卜与牛肉搭配食用，可补五脏、益气血，对消化不良、营养不良、消渴、虚损羸瘦、腰膝酸软等病症有较好的食疗作用。

✅ **白萝卜+猪肉：** 白萝卜与猪肉同食，能生津开胃、化痰顺气、解酒、消毒，有助于预防胃满肚胀、食积不消、饮酒过量、便秘等病症。

搭配禁忌

❌ **白萝卜+黄瓜：** 黄瓜中含有维生素C分解酶，会破坏白萝卜中的维生素C，从而降低营养价值。故二者不宜同食。

❌ **白萝卜+动物肝脏：** 动物肝脏中含有铁元素、铜元素，易破坏白萝卜中所含的维生素C，从而降低其营养价值。故二者不宜同食。

❌ **白萝卜+橘子：** 白萝卜被人体摄入后会生成一种抗甲状腺物质——硫氰酸盐。橘子被人体吸收分解后，亦会转化为抑制甲状腺的物质。若二者经常同食，容易诱发或导致甲状腺肿大。故二者不宜同食。

食谱推荐

白萝卜瘦肉天冬汤

材料 白萝卜350克，瘦猪肉180克，天冬18克，大葱适量。

调料 胡椒粉、盐、鸡汤、味精各适量。

做法 ❶天冬洗净，切薄片，用约80毫升水以中火煎至约剩40毫升水时，用纱布过滤，留药汁；瘦猪肉洗净，切薄片；大葱洗净，切末；白萝卜洗净，切丝。
❷锅内倒入鸡汤，放入瘦猪肉片，用中火加热至沸腾时，倒入天冬汁、白萝卜丝，盖上锅盖煮开，加入盐，改用小火煮至肉片软烂时，加入味精、胡椒粉，撒上葱末儿即可。

胡萝卜

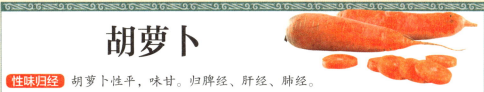

性味归经 胡萝卜性平，味甘。归脾经、肝经、肺经。

黄金搭配

⊘ **胡萝卜+牛肉：** 胡萝卜与牛肉搭配食用，可补中益气、滋养脾胃、化痰息风，还有助于强筋健骨、防病抗癌。

⊘ **胡萝卜+猪肝：** 胡萝卜与猪肝搭配食用，不仅能补血养血，而且能养肝明目，对因缺乏维生素A导致的夜盲症有较好的食疗作用。

⊘ **胡萝卜+羊肉：** 胡萝卜与羊肉搭配食用，既能补血益气，又能固肾壮阳，对身体虚弱者、阳气不足者、性冷淡患者的食疗作用显著。

⊘ **胡萝卜+狗肉：** 胡萝卜营养丰富，狗肉能益脾壮阳、滋补身体。二者搭配食用，不仅可温补脾胃，而且能益肾壮阳，对胃寒喜暖、消化不良、肾虚阳痿等病症尤为适用。

⊘ **胡萝卜+兔肉：** 胡萝卜与兔肉搭配食用，可生血补气、强身健体，对久病体弱者、气短乏力者等有很好的食疗作用。

搭配禁忌

⊗ **胡萝卜+山楂：** 胡萝卜与山楂同食，胡萝卜中所含的维生素C分解酶会加速山楂中所含的维生素C的氧化，破坏维生素C的活性，从而降低其营养价值。故二者不宜同食。

⊗ **胡萝卜+白酒：** 胡萝卜与白酒一起食用，容易损害肝脏。故二者不宜同食。

食谱推荐

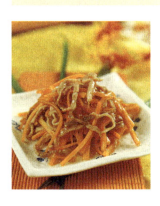

胡萝卜炒羊肉

材料 羊肉300克，胡萝卜1根、葱段、生姜各适量。

调料 油、盐、香油、水淀粉各适量。

做法 ❶ 羊肉洗净，切丝；胡萝卜去皮，切丝；生姜切丝。

❷ 羊肉丝放入锅中，加水稍煮后捞出；将胡萝卜丝余烫，捞起沥干。

❸ 油锅烧热，加入姜丝、羊肉丝、胡萝卜丝，翻炒均匀，再加入盐，用水淀粉勾芡，淋上香油，撒葱段拌匀即可。

第三节　11种常见瓜果、坚果之搭配宜忌速查

苹 果

性味归经 苹果性凉，味甘、微酸。归脾经、胃经、肺经。

☑ 黄金搭配

✅ **苹果+鱼肉：** 苹果与鱼肉搭配食用，能为人体提供丰富的营养，而且苹果中含有果胶，有止泻效果，对腹泻亦有一定的改善作用。

✅ **苹果+茶叶：** 苹果与茶叶都含有黄酮类物质，二者搭配食用，对心脏有一定的保护作用，可有效防治冠心病、动脉粥样硬化症等疾病。

✅ **苹果+洋葱：** 苹果、洋葱中均含有大量的黄酮类物质，对心脑血管有较好的保护作用。二者搭配食用，对冠心病、高脂血症、高血压、脑血栓等病症有较好的食疗作用。

✅ **苹果+银耳：** 苹果富含纤维素、矿物质和碳水化合物，有消食化积、安神益气的作用；银耳含有大量天然特性胶质，有润肤养颜、滋阴润肺的作用。二者搭配食用，有一定的润肺止咳、养颜瘦身的作用。

✅ **苹果+芦荟：** 苹果与芦荟搭配食用，可生津止渴、健脾益胃、消食顺气、润肺养胸，还可润肤养颜，适用于年老体虚者及便秘、气管炎、心烦胸闷等患者。

✅ **苹果+芹菜：** 苹果中含有丰富的可调节血糖的可溶性膳食纤维，芹菜中含有丰富的膳食纤维。二者搭配食用，非常适合高血糖患者缓解饭后血糖波动的症状。

❌ 搭配禁忌

❌ **苹果+海鲜：** 苹果中含有鞣酸，与海鲜同食会降低海鲜中蛋白质的营养价值，还易引发腹痛、恶心、呕吐等症状。故二者不宜同食。

❌ **苹果+白萝卜：** 苹果中含有大量的黄酮类物质，对甲状腺功能有较强的抑制作用；白萝卜在人体内会生成一种抗甲状腺物质——硫氰酸盐。二者搭配食用容易导致甲状腺肿大。故二者不宜同食。

❌ **苹果+胡萝卜：** 胡萝卜中含有抗坏血酸的分解酵素，这种物质会破坏苹果中所含的维生素C，二者搭配食用会大大降低苹果原有的营养价值。故二者不宜同食。

山楂

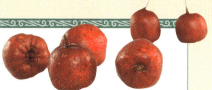

性味归经 山楂性微温，味酸、甘。归脾经、胃经、肝经。

黄金搭配

✓ **山楂+蜂蜜：** 山楂与蜂蜜搭配食用，可为人体提供丰富的营养，同时对小儿伤食、疳积等病症有一定的食疗作用。

✓ **山楂+白糖：** 山楂与白糖搭配食用，不仅能增进食欲，还可以改善消化系统功能，并具有较强的消食作用。

✓ **山楂+红糖：** 山楂与红糖搭配食用，不仅可以活血化瘀，还有助于改善局部瘀血症状，对血瘀实证如闭经等病症有一定的食疗作用。

✓ **山楂+核桃+白糖：** 三者搭配食用，可补肺益肾、润肠燥、消积食、通血脉、生津液，对肺虚咳嗽、气喘、肾虚阳痿、腰腿酸痛、津亏口渴、血滞经少、冠心病、高血压、高脂血症等病症的食疗作用显著。

搭配禁忌

✗ **山楂+猪肝：** 山楂与猪肝同食，山楂中所含的维生素C易被猪肝中所含的铁元素、铜元素破坏，会降低食物的营养价值。故二者不宜同食。

✗ **山楂+黄瓜或南瓜或胡萝卜或笋：** 山楂富含维生素C，与黄瓜或南瓜或胡萝卜或笋搭配食用，易被四者中所含的维生素C分解酶破坏。故不宜同食。

✗ **山楂+海鲜：** 山楂与海鲜同食，易生成有收敛作用的鞣酸蛋白，从而引发便秘、腹痛、恶心、呕吐等不适。故二者不宜同食。

食谱推荐

金银花山楂蜂蜜汤

材料 金银花50克，山楂、蜂蜜各20克。

做法 ❶山楂洗净，去核；金银花用清水冲洗干净，备用。

❷把准备好的金银花和山楂放入锅内，加入适量清水，先用大火煮沸，后改用小火煮30分钟左右。

❸去渣取汁后，再加入蜂蜜调匀即可。

柿 子

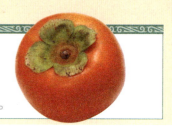

性味归经 柿子性寒，味甘、涩。归心经、肺经、脾经。

黄金搭配

☑ **柿子+黑豆：** 柿子与黑豆搭配食用，不仅能清热解毒、降压止血，还可生津润肺，对痔疮、便秘、尿血等病症有良好的食疗作用。

☑ **柿子+蜂蜜：** 柿子中含有丰富的碘，与蜂蜜搭配食用，有利于防治碘缺乏，对地方性甲状腺肿大有一定的食疗作用。

搭配禁忌

✗ **柿子+章鱼：** 柿子与章鱼都属寒凉之物，而且柿子中所含的鞣酸与章鱼中的蛋白质易凝结成鞣酸蛋白，有损肠胃健康。故二者不宜同食。

枇 杷

性味归经 枇杷性平，味甘、微酸。归肺经、胃经。

黄金搭配

☑ **枇杷+蜂蜜：** 枇杷与蜂蜜搭配食用，可为人体提供丰富的营养。二者搭配食用，不仅能止咳化痰、疏肝理气，还可预防感冒。对于伤风感冒患者来说，二者搭配食用有助于缓解感冒引起的咳嗽、咽痛等病症。

☑ **枇杷+生姜：** 枇杷与生姜搭配食用，可为人体提供丰富的营养，对反胃、呕逆等病症有很好的食疗作用。

搭配禁忌

✗ **枇杷+海鲜：** 枇杷富含果酸，与海鲜同时食用，果酸易与海鲜中的钙元素结合生成不易消化的物质，使海鲜中所含的蛋白质凝固，从而影响人体对营养的吸收。故二者不宜同食。

樱桃

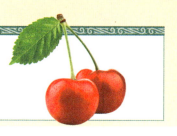

性味归经　樱桃性温，味甘、微酸。归脾经、肝经。

黄金搭配

☑ **樱桃+白糖：** 樱桃中含有丰富的铁元素，与白糖搭配食用，可有效增强体质，对缺铁性贫血、慢性支气管炎等病症有一定的食疗作用。

☑ **樱桃+龙眼+枸杞子+白糖：** 樱桃与龙眼、枸杞子煮熟后搭配白糖一起食用，具有补肝益血的功效。

☑ **樱桃+银耳：** 樱桃营养丰富，具有调中益气、健脾和胃、散寒祛湿的功效；而银耳富含天然特性胶质，具有滋阴的功效。二者搭配非常适合女性服用，具有滋阴养颜、补气养血的功效。

☑ **樱桃+米酒：** 樱桃中含有大量的铁元素和维生素A，有助于促进血红蛋白再生、调中益气、散寒祛湿；米酒有活气养血、驱寒除湿的作用。二者搭配食用，具有祛风活血的功效，适用于风湿性关节炎患者。

搭配禁忌

✗ **樱桃+黄瓜：** 樱桃富含维生素C，与黄瓜一起食用，其所含的维生素C易被黄瓜中所含的维生素C分解酶所破坏，降低营养价值。故二者不宜同食。

✗ **樱桃+动物肝脏：** 樱桃富含维生素C，和动物肝脏同时食用，维生素C易被动物肝脏中含有的铜元素、铁元素氧化，降低营养价值。故二者不宜同食。

食谱推荐

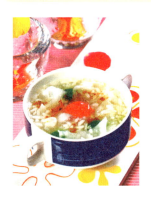

樱桃银耳粳米粥

材料　粳米100克，水发银耳50克，罐头樱桃2大匙，青菜碎少许。

调料　糖桂花适量，冰糖少许。

做法　❶粳米淘洗干净，放入锅中，加入适量清水，大火煮沸，改小火慢煮至成粥。

❷粥熟后，加入冰糖煮至溶化，加入水发银耳，煮10分钟，再放入罐头樱桃、糖桂花，煮沸后用青菜碎点缀即可。

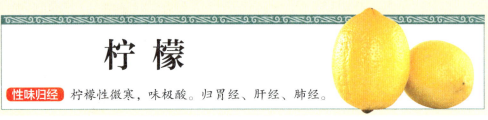

柠 檬

性味归经 柠檬性微寒，味极酸。归胃经、肝经、肺经。

✅ 黄金搭配

✅ **柠檬+蜂蜜：** 柠檬与蜂蜜搭配食用，能为机体提供丰富的营养，且有清热解毒、排毒养颜的功效，对流行性感冒及普通感冒均有防治作用。

✅ **柠檬+白糖：** 柠檬与白糖搭配食用，其所含的柠檬酸可与体内的钙元素结合，生成一种可溶性结合物，减少钙元素在血液中的凝血作用，对冠心病、脑梗死、高血压等病症有一定的防治作用。另外，二者搭配食用，还有解暑、止渴、安胎等作用。

✅ **柠檬+薏米：** 柠檬与薏米搭配食用，具有散寒祛湿、健脾和胃的功效，适合脾虚、泄泻等患者食用。另外，柠檬所含的柠檬酸和薏米所含的蛋白质相结合，可有效改善皮肤疾病，帮助分解酵素、软化角质，有利于改善肌肤粗糙、干燥、皱纹、色素沉淀等问题。

❌ 搭配禁忌

❌ **柠檬+海鲜：** 柠檬含有丰富的柠檬酸，与海鲜同食，柠檬酸易使海鲜中的蛋白质凝固，也可与其中的钙元素结合生成不易于消化的物质，使营养价值降低，进而导致肠胃不适。故二者不宜同食。

❌ **柠檬+李子：** 二者同食极易引发肠胃不适，不仅不会促进肠胃对柠檬和李子中营养成分的吸收，还会导致腹泻、痢疾、泄泻不止等症状的出现。故二者不宜同食。

食谱推荐

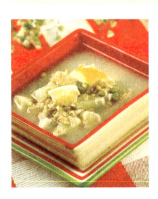

柠檬薏米汤

材料 薏米250克，柠檬1个，绿豆50克。

调料 冰糖适量。

做法 ❶ 将柠檬洗净，切成片；薏米、绿豆均洗净，分别加水浸泡透。

❷ 将薏米、绿豆放入锅中，加入适量清水用大火煮沸，改用小火煮至薏米、绿豆绽开。

❸ 放入冰糖煮至溶化，最后加入柠檬片略煮即可。

大枣

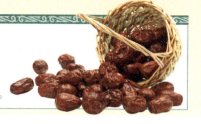

性味归经 大枣性温，味甘。归脾经、胃经、心经。

黄金搭配

⊘ **大枣+荔枝：** 大枣与荔枝搭配食用，营养丰富，可散滞气、消腹胀、养肝、解毒、止泻，对脾虚泄泻者尤为适用。但要注意，内有实热及内火过盛者不宜食用。

⊘ **大枣+栗子：** 大枣与栗子搭配食用，既可补血生津、健脾安神，又可益气养胃、健脑补肾、强筋活血、消肿止血，对肾虚、腰酸背痛、腿脚无力及尿频患者有很好的食疗作用。

⊘ **大枣+核桃：** 大枣与核桃搭配食用，可为人体提供全面的营养，保护心脑血管，抑制肠胃对胆固醇的吸收，适用于老年痴呆、心脑血管疾病患者。另外，其美容养颜的效果尤为显著。

⊘ **大枣+牛奶：** 大枣与牛奶搭配食用，不仅营养丰富，还可健脾开胃、补血养血。

搭配禁忌

⊗ **大枣+虾或螃蟹：** 大枣富含维生素C，而虾或螃蟹等食物中含有五价砷化合物，它们搭配食用，会令五价砷转化成三价砷，即"砒霜"，从而导致人体中毒，免疫力下降。故不宜同食。

⊗ **大枣+大葱：** 大枣性甘温，大葱性辛热助火，二者搭配食用，易损害人体健康。故二者不宜同食。

食谱推荐

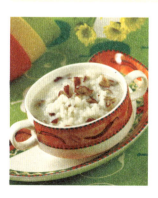

牛奶大枣粥

材料 大米100克，绿豆、大枣各50克，牛奶1000毫升。

调料 白糖适量。

做法 ❶ 将大米、绿豆、大枣用清水洗净；绿豆加水浸泡透；将大枣去核后切碎备用。❷ 在瓦罐中加入牛奶，大火烧开后加入大米和绿豆，改用小火煲约30分钟。❸ 放入大枣碎、白糖，继续煲10分钟即可。

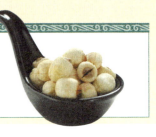

莲子

性味归经 莲子性平，味甘、涩。归脾经、肾经、心经。

黄金搭配

✅ **莲子+鸭肉：** 莲子与鸭肉搭配食用，可为人体提供丰富的营养，不仅能补肾健脾，还可滋阴补阳。

✅ **莲子+枸杞子：** 莲子与枸杞子搭配食用，营养丰富，不仅可强身健体、延年益寿、健美抗衰，还可乌发明目。

✅ **莲子+大枣：** 莲子与大枣搭配食用，不仅能改善心脏功能、促进血液循环，还可增进食欲，对食欲缺乏、久病体虚及心功能衰竭、高血压等病症的食疗作用颇佳。

✅ **莲子+龙眼：** 莲子与龙眼搭配食用，不仅能为人体提供丰富的营养，还能补中益气、养心安神，尤其适用于心血不足、心脾两虚等虚证患者及病后、年老、产后体虚者。

✅ **莲子+木瓜：** 莲子与木瓜搭配食用，营养丰富，可养心安神、健脾止泻，对产后体虚、失眠多梦及高血压、冠心病等患者有一定的食疗作用，同时，还有一定的防癌、抗癌功效。

搭配禁忌

❌ **莲子+牛奶：** 莲子有收敛之性，而牛奶中的蛋白质含量较高，遇胃酸后易结成较大的凝块，二者搭配食用，不但不利于营养成分的吸收，还容易加重便秘症状。故二者不宜同食。

食谱推荐

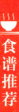
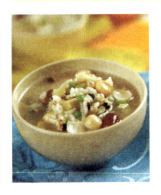

健康八宝粥

材料 A：薏米、莲子、芡实、龙眼、豌豆、白扁豆各30克，大米150克；B：山药、百合、大枣各30克。

调料 白糖适量。

做法 ❶ 将所有材料洗净，材料A用清水浸泡2个小时；山药去皮后切丁。❷ 将材料A放入锅中，加入清水，用大火煮沸。❸ 加入材料B，维持大火，等烧沸后再改小火慢熬30分钟，出锅前加入白糖搅匀即可。

龙 眼

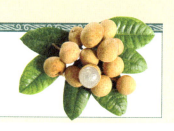

性味归经 龙眼性温，味甘。归心经、脾经。

黄金搭配

✅ **龙眼+鸡肉+当归：** 三者搭配食用，营养丰富，不仅能补益心脾、养血安神，还可强身健体，对久病体虚、产后体虚者尤为适用。

✅ **龙眼+甲鱼+山药：** 三者搭配食用，营养又健康，不仅能润肤养颜、养肝明目，还可补脾养胃、益心润肺，食疗作用颇佳。

配搭禁忌

❌ **龙眼+枸杞子：** 龙眼与枸杞子搭配食用，易引起肝胃不和、胃气上逆等病症，不利于人体健康。故二者不宜同食。

核 桃

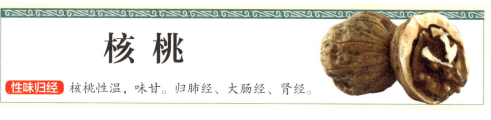

性味归经 核桃性温，味甘。归肺经、大肠经、肾经。

黄金搭配

✅ **核桃+山楂：** 核桃与山楂搭配食用，可以补肺肾、润肠燥、消食积，对肺虚咳嗽、气喘、腰痛、便秘、冠心病、高血压、高脂血症及老年性便秘等病症有很好的食疗作用。

✅ **核桃+芹菜：** 核桃含有胡萝卜素、B族维生素、维生素E和不饱和脂肪酸，芹菜含有丰富的维生素C、铁元素及纤维素。二者搭配食用，具有润发、明目、养血的食疗作用。

配搭禁忌

❌ **核桃+白酒：** 核桃与白酒一起过量食用，易生痰动火，致血热。咯血、支气管扩张、肺结核等患者应慎用。

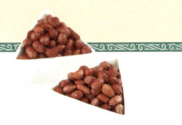

花 生

性味归经 花生性平，味甘。归脾经、肺经。

黄金搭配

⊘ **花生+猪蹄：** 花生营养丰富，猪蹄可滋阴养颜，二者搭配食用，不仅可以养血止血，还有利于催乳增乳，适宜产后体弱、乳汁不足的女性食用。

⊘ **花生+大米+冰糖：** 花生和大米、冰糖搭配食用，既能健脾开胃、润肺止咳，又可养血通乳，对消化不良、咳嗽、产后乳汁分泌不足、脾胃虚寒等病症有一定的食疗作用。

⊘ **花生+大枣+糯米：** 花生与大枣、糯米搭配食用，既可滋阴养血、润肺化痰、润肠通便，还可补益脾胃，有一定的健体防病的作用。

⊘ **花生+啤酒+毛豆：** 花生和啤酒、毛豆搭配食用，可为人体提供丰富的营养，具有健脑益智的功效。

⊘ **花生+红葡萄酒：** 花生和红葡萄酒一起食用，不仅可以增加营养，还可以改善血液流动，有利于人体健康。

配搭禁忌

⊗ **花生+螃蟹：** 花生富含脂肪，而螃蟹性寒。二者一起大量食用极易引起腹泻、痢疾等病症，对人体健康有极大的负面影响，故二者不宜同食。

食谱推荐

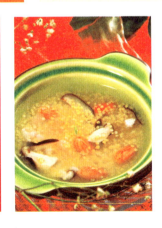

花生猪蹄小米粥

材料 猪蹄1个，花生、小米各3大匙，香菇、南瓜块各15克。

做法 ❶ 猪蹄处理干净，备用。

❷ 把猪蹄和适量清水一同放入锅中，煮至软烂，去蹄，取汤；香菇泡发，去蒂后切块。

❸ 用清水将小米淘洗干净，沥干水分，与花生、香菇块、猪蹄汤和南瓜块一同放入锅中，以大火烧沸后，改用小火煮至粥熟即可。

第四节　10种常见肉类、蛋类之搭配宜忌速查

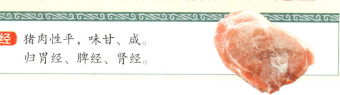

猪 肉　性味归经　猪肉性平，味甘、咸。
归胃经、脾经、肾经。

黄金搭配

◎ **猪肉+豌豆苗：**猪肉与豌豆苗搭配食用，可为人体提供较为全面的营养，对咽喉干痛、疮疖脓肿、赤白带下、脚气病、多发性神经炎、维生素B₁缺乏症、肠道枯涩、便秘、气血虚亏、羸瘦体弱及腰膝倦痛等病症有一定的食疗作用。

◎ **猪肉+山楂：**猪肉与山楂搭配食用，不仅能滋阴健脾，还可开胃消食，对脾虚导致的纳差、腹胀、脘痞等病症有一定的食疗作用，也适用于高血压、高脂血症、冠心病患者。

◎ **猪肉+泡菜：**猪肉与泡菜搭配食用，可为人体提供丰富的营养，增强人体机能。适合妊娠早期妇女食用。

◎ **猪肉+枸杞子：**猪肉与枸杞子搭配食用，既可滋补肝肾，又能延年益寿，特别适用于体弱乏力、贫血头晕、肾虚阳痿、腰膝酸痛等患者。

◎ **猪肉+人参果：**猪肉与人参果搭配食用，能健脾益胃、生津止渴、滋阴润燥、益气补血，对病后体虚、营养缺乏、消化不良及便秘等病症有较好的食疗作用。

◎ **猪肉+淡菜：**猪肉和淡菜搭配食用，可增强人体机能，对阳痿、崩漏带下等病症具有一定的缓解作用。

搭配禁忌

✖ **猪肉+驴肉或马肉：**猪肉肥腻，驴肉、马肉均属凉性且不易消化。猪肉与驴肉或马肉一起食用，易致腹泻，不利于人体健康。故不宜同食。

✖ **猪肉+羊肝：**猪肉滋腻，羊肝苦寒，从食物性味及药性来看，二者搭配食用，容易引起气滞而心闷。此外，羊肝有较大膻气，与猪肉同炒易生怪味。故二者不宜同食。

✖ **猪肉+鲫鱼：**猪肉与鲫鱼性味、功能略有不同。二者放在一起烹调会产生不良反应，食用后不利于人体健康。此外，鲫鱼有较浓的鱼腥味，一般不与猪肉搭配食用。

猪肝

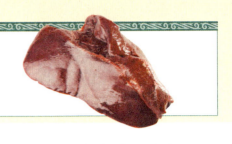

性味归经 猪肝性温，味甘、微苦。归肝经。

黄金搭配

✅ **猪肝+洋葱：** 猪肝可补肝明目、益气养血，与洋葱搭配食用，对夜盲症、视力减退、面色萎黄、贫血、营养不良等病症的食疗作用显著。

✅ **猪肝+菠菜：** 猪肝含有蛋白质、脂肪、碳水化合物、维生素A、维生素D和磷等成分；菠菜富含蛋白质、钙元素、铁元素、钾元素和钠元素等成分。二者同食，除了有补肝、明目和补血的作用，还可辅助治疗贫血、口角炎和夜盲症。对于妊娠中期贫血、缺钙的妇女来说，食用猪肝炒菠菜既可有效补充铁元素和钙元素，又能帮助胎儿健康成长。

搭配禁忌

❌ **猪肝+野鸡：** 猪肝与野鸡搭配食用，二者性味一温一寒，易产生一些不利于人体健康的物质，从而引发不良的生理反应。故二者不宜同食。

❌ **猪肝+西红柿：** 西红柿富含维生素C，猪肝可使维生素C氧化，降低其原有的营养价值。故二者不宜同食。

❌ **猪肝+鹌鹑：** 猪肝与鹌鹑搭配食用，易引起不良的生理反应，导致人体产生色素沉着而面生黑子，并有可能引发肝病、内分泌疾病等。故二者不宜同食。

食谱推荐

何首乌木耳肝片

材料 鲜猪肝250克，何首乌20克，水发黑木耳75克，青菜心50克，葱花、蒜片、姜丝各适量。

调料 油、料酒、酱油、盐、味精、醋、水淀粉、香油各适量。

做法 ❶ 何首乌水煎取汁20毫升；鲜猪肝洗净，剖条，切成薄片；水发黑木耳洗净，撕小片；青菜心洗净，入沸水中汆烫，捞起沥干。

❷ 将木耳片、青菜心、葱花、蒜片、姜丝、料酒、酱油、盐、味精、醋、水淀粉及何首乌汁拌匀，调成芡汁待用。

❸ 油锅烧热，放入猪肝片和料酒滑炒后盛出，沥干油分；再将其回锅，倒入芡汁烧至入味，最后淋上适量香油拌匀即可。

猪 肚

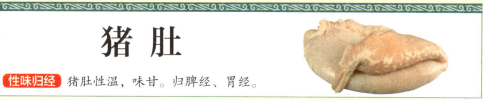

性味归经 猪肚性温，味甘。归脾经、胃经。

黄金搭配

☑ **猪肚+绿豆芽：**猪肚与绿豆芽搭配食用，不仅可以补虚损、健脾胃、助消化，还能清热解毒、补气养血、美白肌肤、防癌抗癌，对牙龈出血、胆固醇偏高、动脉粥样硬化症等病症的食疗作用明显。

☑ **猪肚+金针菇：**猪肚与金针菇搭配食用，可消食开胃，对消化不良、食欲不振、肠胃不适等病症有一定的缓解作用。

☑ **猪肚+砂仁：**猪肚与砂仁搭配食用，可以行气调中、和胃醒脾，适用于脾胃虚弱、食欲不振、噎嗝、呕吐、消渴、泄泻、痢疾及尿频等患者。

☑ **猪肚+霸王花：**猪肚与霸王花搭配食用，可清热润肺、健脾和胃，对肺结核、支气管炎、便秘、腮腺炎、体虚乏力、食欲不振、消化不良等病症都有良好的食疗作用。

☑ **猪肚+黄瓜：**猪肚与黄瓜搭配食用，不仅能为人体提供充足的营养，如蛋白质、B族维生素等，还能够滋阴补虚，非常适用于体虚、脾虚及消化不良、食欲不振等患者。

搭配禁忌

✗ **猪肚+豆腐：**猪肚与豆腐搭配食用，一温一凉，不利于人体健康。故二者不宜同食。

✗ **猪肚+菱角：**猪肚与菱角性味相冲，二者搭配食用，很有可能造成机体肠胃不适，出现肚子痛、腹泻、肠鸣等症状。故二者不宜同食。

食谱推荐

黄瓜玉米笋炒猪肚

材料 猪肚200克，玉米笋100克，虾仁30克，黄瓜50克，葱丝、姜丝各少许。

调料 油、盐、味精、白糖、香油各适量。

做法 ❶将虾仁洗净；猪肚洗净，切成小条；黄瓜洗净，切条；玉米笋洗净。

❷锅中倒入适量清水烧开，放入猪肚条、玉米笋汆烫，捞起，沥干水分。

❸油锅烧热，放入葱丝、姜丝爆香，接着放入黄瓜条煸炒，调入盐、味精、白糖，再放入猪肚条、虾仁、玉米笋翻炒均匀，淋上香油即可。

牛 肉

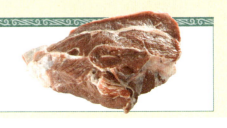

性味归经 牛肉性温，味甘。归脾经、胃经。

黄金搭配

⊘ **牛肉+南瓜：** 牛肉有助于治消渴、强筋骨、补脾胃、益气血，与南瓜搭配食用，可补脾益气、排毒止痛，对体虚、肺痈、消渴、动脉粥样硬化症及胃十二指肠溃疡等病症的食疗作用较好。

⊘ **牛肉+鸡蛋：** 牛肉与鸡蛋搭配食用，能促进新陈代谢，有延缓衰老的功效，对久病体虚、贫血消瘦及营养不良等患者尤为适用。

⊘ **牛肉+枸杞子：** 牛肉与枸杞子搭配食用，既可养血补气，又能和胃益肝，对体弱多病及劳伤等病症有很好的食疗作用。

⊘ **牛肉+陈皮：** 牛肉与陈皮同食，不仅能止咳化痰，还能生津开胃、顺气消食。

搭配禁忌

⊗ **牛肉+韭菜：** 牛肉与韭菜搭配食用，会发热动火，除引发牙龈肿痛、口疮等病症之外，还易引起中毒。故二者不宜同食。

⊗ **牛肉+橄榄：** 牛肉与橄榄搭配食用，易引起身体不适。故二者不宜同食。

⊗ **牛肉+栗子：** 牛肉与栗子搭配食用，栗子中的维生素易与牛肉中的微量元素发生反应，降低营养价值，还易引起呕吐，不利于人体健康。故二者不宜同食。

⊗ **牛肉+白酒：** 牛肉属甘温，补气助火，而白酒属大温之品，二者搭配食用，容易上火，进而引起牙龈肿痛、口疮等病症。故二者不宜同食。

食谱推荐

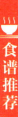

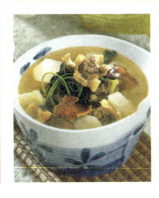

萝卜牛腩

材料 牛腩1000克，白萝卜500克，香菜50克，陈皮5片。

调料 料酒半杯，盐适量。

做法 ❶ 牛腩切厚片后放入沸水中汆烫约15分钟，捞出，洗净备用。
❷ 白萝卜洗净，去皮，切大块；香菜择洗干净；陈皮清洗干净。
❸ 大碗中倒入适量开水，加入所有材料及料酒、盐，移入蒸锅中隔水蒸2个小时即可。

羊 肉

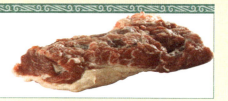

性味归经 羊肉性温，味甘。归脾经、肾经。

黄金搭配

✅ **羊肉+龟肉：** 羊肉与龟肉搭配食用，可滋阴补血、补肾壮阳、防病强身，使人体精力充沛，对腰膝酸软、面色无华、须发早白、畏寒及心烦口渴、阴阳俱虚等病症有很好的食疗作用。

✅ **羊肉+鸡蛋：** 羊肉与鸡蛋搭配食用，不但能滋养机体，还能促进新陈代谢、延缓衰老，对营养不良、久病体虚等患者尤为适用。

✅ **羊肉+生姜：** 羊肉温阳暖肾，生姜祛寒保暖，二者搭配食用，可增强人体机能，对腹痛、胃寒等病症有良好的食疗作用。

✅ **羊肉+人参果：** 羊肉与人参果搭配食用，可为人体提供丰富的营养，具有温中暖下、健脾补胃、益气补血的功效，对病后贫血、营养不良及脾虚腹泻、脾肾阳虚等患者较为适用。

✅ **羊肉+香菜：** 羊肉含有蛋白质、脂肪、碳水化合物等多种营养物质，具有益气补血、固肾壮阳、开胃健力等功效；香菜具有消食下气、壮阳助性等功效。二者搭配，有助于改善身体虚弱、阳气不足、性冷淡、阳痿等病症。

✅ **羊肉+冬瓜或丝瓜等凉性蔬菜：** 羊肉性温助热，在食用羊肉时，可以搭配一些凉性蔬菜，如冬瓜、丝瓜、油菜、菠菜、白菜、笋、菜心等，这样能起到清凉、解毒、去火的作用，既利用了羊肉的补益功效，又能消除羊肉的燥热之性，有利于人体健康。

搭配禁忌

❌ **羊肉+南瓜：** 羊肉性温补虚，南瓜补中益气，二者搭配食用，易致胸闷腹胀、壅塞不舒等。故二者不宜同食。

❌ **羊肉+乳酪：** 羊肉性温，乳酪味甘酸、性寒，二者一起食用，乳酪中含有的酶与羊肉可能发生不良反应，从而损伤人体健康。故二者不宜同食。

❌ **羊肉+豆酱：** 羊肉性温，与豆酱功能相反。二者搭配食用，易造成身体不适，影响健康。故二者不宜同食。

羊 肝

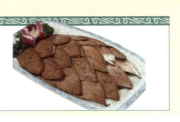

性味归经 羊肝性凉，味甘、苦。归肝经。

黄金搭配

⊘ **羊肝+枸杞子：** 羊肝与枸杞子搭配食用，不仅能补虚羸、温阳气、强筋骨，还可养肝明目，对维生素A缺乏症及肾虚劳损、阳气虚衰、腰腿酸痛、行动无力、阳痿、遗精、滑精、视力减退等病症尤为适用。

搭配禁忌

✗ **羊肝+竹笋：** 羊肝与竹笋功能、性味虽无抵触之处，但竹笋中含有一些生物活性物质，二者搭配食用，易产生某些不利于人体健康的物质，并降低二者原有的营养价值，甚至影响人体健康。故二者不宜同食。

狗 肉

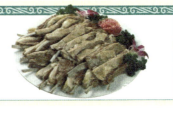

性味归经 狗肉性温，味咸。归脾经、胃经、肾经。

黄金搭配

⊘ **狗肉+黑豆：** 狗肉与黑豆搭配食用，能益髓壮阳、气血双补、增强人体机能，对肾虚耳聋、年老体弱患者有较好的食疗作用。

⊘ **狗肉+黑芝麻：** 狗肉与黑芝麻搭配食用，既能补益五脏，又能填精壮肾，适用于五脏虚损、阳痿、遗精及缺铁性贫血等病症。

搭配禁忌

✗ **狗肉+鲤鱼：** 狗肉与鲤鱼的营养成分不同，生化反应极为复杂，二者搭配食用，容易产生不利于人体健康的物质。故二者不宜同食。

✗ **狗肉+大葱：** 狗肉性温，大葱辛温发散、利窍通阳。二者搭配食用，益增火热，可能有损人体健康。故二者不宜同食。

鸡 肉

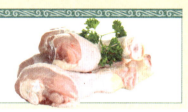

性味归经 鸡肉性温，味甘。归脾经、胃经。

黄金搭配

✅ **鸡肉+菜心：** 鸡肉与菜心搭配食用，可以助消化、调理肠胃，并促进新陈代谢，具有填精益髓、活血调经的食疗作用。

✅ **鸡肉+金针菇：** 金针菇富含蛋白质、胡萝卜素及人体必需的氨基酸，与鸡肉搭配食用，有助于防治肝脏和胃肠疾病，能益智健脑并增强记忆力。

✅ **鸡肉+赤小豆：** 鸡肉与赤小豆搭配食用，可增强人体机能，不仅能补血明目，还能活血利尿、祛风解毒，具有温中益气、填精补髓等作用。

✅ **鸡肉+栗子：** 鸡肉可补脾造血，而栗子能健脾，二者搭配食用，有利于人体对营养成分的吸收，增强机体造血功能。

✅ **鸡肉+白酒：** 鸡肉与白酒搭配食用，不仅能补血益气，还可活血通络，对筋骨痿软、头昏心惊等病症有一定的缓解作用。

搭配禁忌

❌ **鸡肉+芥末：** 鸡肉属温补之品，而芥末是热性之物，二者搭配食用，会助火热，不利于人体健康。故二者不宜同食。

❌ **鸡肉+大蒜：** 鸡肉甘酸温补，而大蒜辛温，二者功能相反，搭配食用可能会影响人体健康。故二者不宜同食。

❌ **鸡肉+鲤鱼：** 鸡肉甘温，补中助阳；而鲤鱼甘平，下气利水。二者虽性味不反，但功能相克，搭配食用不利于人体健康。故二者不宜同食。

食谱推荐

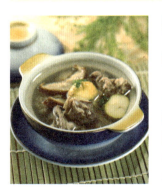

香菇栗子鸡汤

材料 鸡半只（500克），鲜栗子200克，香菇、姜片、葱花各适量。

调料 料酒、盐各适量。

做法 ❶ 鲜栗子用沸水汆烫，稍浸后捞出剥皮；香菇用水浸软，去蒂，切块待用。❷ 鸡洗净，切块，放入沸水中加料酒汆烫，捞出。❸ 鸡块、栗子、姜片放入瓦罐内，加入适量清水，大火煮沸后，改小火煲1个小时，然后放入香菇块再煲半个小时，最后放入盐和葱花调味即可。

鸭 肉

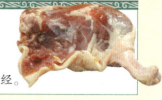

性味归经 鸭肉性寒，味甘、咸。归脾经、胃经、肺经、肾经。

黄金搭配

⊘ **鸭肉+酸菜：** 鸭肉与酸菜搭配食用，可滋阴养胃、清肺补血、利尿消肿，还能开胃利膈、杀菌，对腹痛症状也有一定的缓解作用。

⊘ **鸭肉+干贝：** 鸭肉有补气健脾、滋阴养胃的功效，干贝可滋阴补肾、和胃调中。二者搭配食用，可为人体提供丰富的营养，增进人体健康。

⊘ **鸭肉+干冬菜：** 鸭肉营养丰富，与干冬菜搭配食用，可滋阴开胃、化痰利膈，对肺热咳嗽等病症有一定的食疗作用。

⊘ **鸭肉+玉竹+山药：** 鸭肉与山药的营养都很丰富，二者与玉竹搭配食用，可滋阴养胃、清肺利尿、消肿补血，还有一定的健脾止渴、固肾益精、养阴生津、清热凉血作用。

⊘ **鸭肉+芥菜：** 鸭肉可滋补阴液、利尿消肿，芥菜可宣肺化痰、温中理气。二者搭配食用，营养全面，具有滋阴宣肺的作用，对营养不良、咳嗽痰滞及虚性水肿等病症有一定的食疗作用。

搭配禁忌

⊗ **鸭肉+鳖肉：** 鸭肉与鳖肉均属凉性，二者搭配食用，易引发阴盛阳虚、水肿、泄泻等病症，有损人体健康。故二者不宜同食。

⊗ **鸭肉+栗子：** 鸭肉和栗子性味、功能相左，二者搭配食用，易引起食物中毒，对人体健康造成极大的伤害。故二者不宜同食。

食谱推荐

山药玉竹老鸭煲

材料 山药15克，石菖蒲、玉竹各10克，净老鸭1只，姜片、葱段各适量。

调料 胡椒、盐、味精各适量。

做法 ❶ 老鸭放入沸水中汆烫，去血水，备用。

❷ 山药、石菖蒲、玉竹分别洗净，用纱布包好，与老鸭一起放入锅中，再将姜片放入锅中，加入适量清水，大火炖煮至鸭肉酥软，然后放入盐、胡椒、味精和葱段调味即可。

鸡 蛋

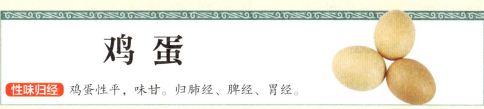

性味归经 鸡蛋性平，味甘。归肺经、脾经、胃经。

黄金搭配

⊘ **鸡蛋+苦瓜：**鸡蛋与苦瓜搭配食用，有利于人体对铁元素的吸收，并有健胃消食、和胃理气的功效，对胃气痛、眼痛、感冒、伤寒和小儿腹泻、呕吐等病症均有一定的缓解作用。

⊘ **鸡蛋黄+百合：**鸡蛋黄能补血、镇心；百合味甘，微寒，具有滋阴润肺、养心安神、滋养脾胃的功效。二者搭配食用，可滋阴润肺、镇静安神、益智健脑、减少疾病，对阴虚失眠、心烦、精神不安、惊悸、阴虚咳嗽等病症有一定的缓解作用。

⊘ **鸡蛋+黑鱼+枸杞子：**鸡蛋、黑鱼营养丰富，枸杞子具有滋补肝肾、益精明目、强筋壮骨的作用。三者搭配食用，既可滋阴补肾、健脑明目，又可为人体补充所需的多种营养物质。

搭配禁忌

⊗ **鸡蛋+橘子等水果：**鸡蛋富含蛋白质，与橘子等水果搭配食用，橘子中所含的果酸会使鸡蛋中的蛋白质凝固，从而影响或抑制人体对蛋白质的消化和吸收，甚至产生诸多不良症状。故不宜同食。

⊗ **鸡蛋+豆浆：**鸡蛋中含有黏性蛋白，豆浆中含有胰蛋白酶抑制物，二者结合会阻碍蛋白质的正常分解，从而降低或阻碍人体对蛋白质的吸收，对人体健康造成一定的影响。故二者不宜同食。

食谱推荐

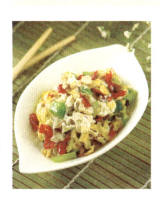

剁椒苦瓜炒鸡蛋

材料 苦瓜250克，鸡蛋2个，剁椒适量。

调料 油、料酒、盐、味精各适量。

做法 ❶ 苦瓜洗净，去瓤，切成小粒；鸡蛋打散。

❷ 将苦瓜粒、剁椒放入鸡蛋液中，加少许盐、料酒、味精，搅拌均匀。

❸ 油锅烧热，放入做法❷中的材料，炒熟即可。

第五节　8种常见水产品之搭配宜忌速查

鳝鱼

性味归经 鳝鱼性温，味甘。归肝经、脾经、肾经。

黄金搭配

✅ **鳝鱼+木瓜：** 鳝鱼与木瓜搭配食用，能补肾虚、除风湿、强筋骨，对健康十分有利。

✅ **鳝鱼+青椒：** 鳝鱼与青椒搭配食用，可温中消食、增强体力、缓解疲劳、增强人体免疫力，对糖尿病有很好的食疗作用。

✅ **鳝鱼+金针菇：** 鳝鱼与金针菇搭配食用，可健脑益智、补精安神，增强人体机能。

✅ **鳝鱼+韭黄：** 鳝鱼与韭黄搭配食用，不仅能温补肝肾，而且能明目提神，对人体健康十分有利。

✅ **鳝鱼+莲藕：** 鳝鱼与莲藕搭配食用，既能滋养身体，又能维持人体酸碱平衡，是强肾壮阳的食疗良方，对体倦、乏力、瘦弱、干咳、口渴等病症有较好的缓解作用。

搭配禁忌

❌ **鳝鱼+狗肉或狗血：** 鳝鱼甘而大温，而狗肉、狗血都温热助火，有助阳之性。它们搭配食用，会增强温热助火作用，不利于人体健康。故不宜同食。

❌ **鳝鱼+葡萄或山楂或石榴：** 鳝鱼含有丰富的蛋白质和钙元素等，而葡萄、山楂、石榴中含有较多的鞣酸。鳝鱼与这些水果搭配食用，其所含的蛋白质与鞣酸结合易生成鞣酸蛋白，而钙元素与鞣酸结合易生成不易消化的物质，导致营养价值降低。故不宜同食。

食谱推荐

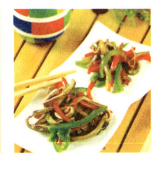

双椒煸炒鳝鱼丝

材料 鳝鱼肉250克，青椒丝、红椒丝、葱丝、姜丝各适量。

调料 油、料酒、香油、盐、味精各适量。

做法 ❶ 将鳝鱼肉洗净，切成丝，汆烫去血污，捞出沥水。

❷ 油锅烧热，放入葱丝、姜丝炒香，加入鳝鱼丝、青椒丝、红椒丝煸炒，烹入料酒，加盐和味精炒匀，淋上香油即可。

鲫鱼

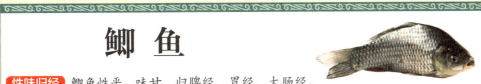

性味归经 鲫鱼性平，味甘。归脾经、胃经、大肠经。

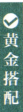

✅ **鲫鱼+竹笋：** 鲫鱼与竹笋搭配食用，可为人体提供丰富的营养，增强人体健康。

✅ **鲫鱼+黑木耳：** 鲫鱼与黑木耳搭配食用，不仅可温中补虚、利尿，还有润肤养颜、抗老防衰的功效。

❌ **鲫鱼+芥菜：** 鲫鱼性属甘温，与性属辛辣的芥菜搭配食用，易引发水肿。水肿患者、肾功能不全者尤应注意。故二者不宜同食。

❌ **鲫鱼+冬瓜：** 鲫鱼与冬瓜均具有很好的利水作用，二者搭配食用，易使身体脱水，不利于人体健康。故二者不宜同食。

鲤鱼

性味归经 鲤鱼性平，味甘。归脾经、肾经。

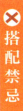

✅ **鲤鱼+豆腐：** 鲤鱼中富含维生素D和氨基酸；而豆腐中的蛋氨酸含量较少。二者搭配食用，有利于人体对钙元素的吸收。

✅ **鲤鱼+醋：** 鲤鱼有利水功效，而醋可利湿。二者搭配食用，能增强消肿利水的作用，有利于人体健康。

❌ **鲤鱼+小豆蔻：** 鲤鱼能利水消肿，而小豆蔻与鲤鱼的功能恰好相反，二者搭配食用，不利于人体健康。故二者不宜同食。

❌ **鲤鱼+南瓜：** 鲤鱼与南瓜搭配食用，容易引起中毒，损害人体健康。故二者不宜同食。

41

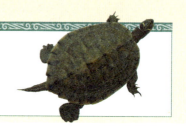

鳖肉

性味归经 鳖肉性微凉，味甘。归肝经、肾经。

✓ 黄金搭配

✓ **鳖肉+冬瓜：** 鳖肉与冬瓜搭配食用，能生津止渴、除湿利尿、散热解毒、阻止脂肪堆积，从而起到减肥的作用。

✓ **鳖肉+白鸽肉：** 鳖肉与白鸽肉搭配食用，不仅能滋肾益气、散结通经，还有润肤养颜的功效，对身体虚弱引起的闭经也有一定的食疗作用。

✓ **鳖肉+生姜：** 鳖肉与生姜搭配食用，既有助于滋阴补肾，又能填精补髓，对肾阴虚、头晕目眩、腰膝酸软、多梦遗精等病症有一定的食疗作用。

✓ **鳖肉+杜仲+核桃：** 杜仲为补肝肾的重要药材，常用于治疗腰膝酸痛、筋骨痿弱、风湿痹证、阳痿、尿频、胎漏欲堕、阴下湿痒等病症；而鳖肉和核桃均具有补肾益精的作用，对于骨质疏松症的防治也有一定的帮助。三者搭配食用，滋补身体的作用更加明显。

✗ 搭配禁忌

✗ **鳖肉+苋菜：** 鳖肉与苋菜搭配食用，不利于机体消化和吸收，易导致肠胃积滞，甚至引发肝脾肿大，影响人体健康。故二者不宜同食。

✗ **鳖肉+鸡蛋：** 鳖肉与鸡蛋搭配食用，难以消化，不利于人体健康。妊娠期妇女及产后便秘患者尤应注意。故二者不宜同食。

食谱推荐

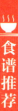
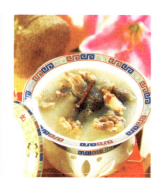

虫草鳖肉煲

材料 鳖1只，鲜北沙参60克，冬虫夏草10克，姜片适量。

调料 盐、味精各适量。

做法 ❶ 冬虫夏草用清水洗净；鲜北沙参洗净，切成薄片。

❷ 鳖剖开去除内脏，洗净，备用。

❸ 将所有材料一同放入瓦罐中，加入适量清水，小火煲煮，直至鳖肉熟烂。

❹ 取出姜片，加入盐、味精，续煮5分钟即可。

螃 蟹

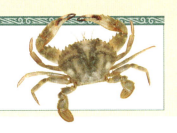

性味归经 螃蟹性寒，味咸。归肝经。

黄金搭配

- ✅ **螃蟹+白萝卜+胡椒：** 螃蟹蟹膏软、肉厚，与白萝卜、胡椒搭配食用，相辅相成，可为人体提供丰富的营养，有利于健康。
- ✅ **螃蟹+梅子：** 螃蟹富含蛋白质，而梅子含有多种有机酸、矿物质，二者搭配食用，营养均衡，食味相宜，有利于人体对营养的吸收。
- ✅ **螃蟹+香芹：** 螃蟹与香芹都具有清热解毒的功效，二者搭配食用，有助于止胸痛，增强人体机能，对胸中气热郁结有一定的食疗作用。
- ✅ **螃蟹+生姜：** 螃蟹与生姜搭配食用，可清热解毒，有利于营养的吸收，促进人体健康。

搭配禁忌

- ❌ **螃蟹+梨：** 螃蟹与梨均属凉性食物，二者搭配食用，易损害肠胃，影响人体健康。故二者不宜同食。
- ❌ **螃蟹+香瓜：** 螃蟹与香瓜搭配食用，二者之间会产生不良反应，损害肠胃，易导致腹泻，不利于人体健康。故二者不宜同食。
- ❌ **螃蟹+橘子：** 螃蟹与橘子都有聚湿生痰的特性，二者搭配食用，易引发痰多、气滞、腹胀等症状。气管炎患者更应特别注意，否则会加重病情，不利于人体健康。故二者不宜同食。
- ❌ **螃蟹+茄子：** 螃蟹与茄子均属凉性之物，二者搭配食用，易伤肠胃，不利于人体健康。故二者不宜同食。

食谱推荐

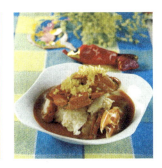

姜香美味蟹

材料 螃蟹1只，姜末适量，白菜叶1片。

调料 油、盐、酱油、香油各少许，白醋、白糖、鸡精各1小匙。

做法 ❶ 将螃蟹去蟹脐、内脏，洗净，蒸熟，取出晾凉，斩去爪尖，切小块，放入盘中；放入切片的白菜叶拌匀。❷ 将姜末放入碗内，加入少许热油烫香，再加入其他调料调匀，淋在蟹肉上即可。

田 螺

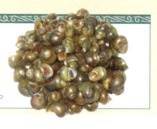

性味归经 田螺性寒，味甘、咸。归肝经、膀胱经、胃经。

黄金搭配

✅ **田螺+枸杞子+白菜：** 田螺与枸杞子、白菜搭配食用，不仅能补肝肾，还可清热解毒，对急性黄疸性肝炎合并肾病有一定的食疗作用。

✅ **田螺+葡萄酒：** 田螺与葡萄酒搭配食用，既能除湿解毒，又可清热利水，对痔疮、脱肛、子宫脱垂、胃酸过多等病症有一定的食疗作用。

✅ **田螺+辣椒：** 田螺性寒，多吃易致腹泻；而辣椒性热，能够控制人的肠胃温度，促进消化，可起到中和田螺寒性的作用，对人体健康具有一定的保护作用。

搭配禁忌

❌ **田螺+葡萄或山楂或石榴：** 田螺含有丰富的蛋白质和钙元素，而葡萄、山楂、石榴中含有较多的鞣酸。田螺与这些水果搭配食用，其中所含的蛋白质和鞣酸结合易生成鞣酸蛋白，钙元素与鞣酸结合易生成不易消化的物质，从而降低营养价值。故二者不宜同食。

❌ **田螺+蚕豆：** 田螺与蚕豆搭配食用，易引发肠绞痛，不利于人体健康。故二者不宜同食。

❌ **田螺+冰制品：** 田螺性寒，可清热、利水；而冰制品能降低人的肠胃温度，削弱肠胃的消化功能。二者搭配食用，极易导致消化不良或腹泻。故二者不宜同食。

食谱推荐

三椒炒田螺

材料 大田螺500克，鲜青尖椒段20克，四川泡红海椒段100克，蒜苗段、葱段各少许，姜片适量。

调料 高汤、料酒各1小碗，油、花椒、鸡精、盐、胡椒粉、干辣椒各适量。

做法 ❶用盐水将大田螺刷洗干净，剪去壳尾，用料酒、盐、胡椒粉、姜片、葱段浸渍入味后，取出葱段、姜片。

❷油锅烧微热，放入干辣椒、花椒爆香，再放入鲜青尖椒段、姜片、葱段、大田螺、四川泡红海椒段，大火翻炒几下，最后加入高汤、盐，炒至大田螺入味。

❸加入鸡精、蒜苗段，炒至汁浓油亮即可。

海 参

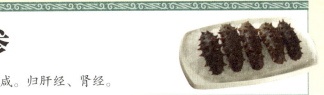

性味归经 海参性温，味甘、咸。归肝经、肾经。

黄金搭配

⊘ **海参+芦笋：** 海参有抑癌的作用，芦笋也有抗癌的功效。二者搭配食用，可增强人体机能，对各种癌症都具有一定的辅助食疗作用。

⊘ **海参+大葱：** 海参与大葱搭配食用，不仅可补肾滋肺，还能益精壮阳，适用于辅助治疗肺阴虚所致的咳嗽、咯血，肾阴虚所致的阳痿、遗精，以及血虚引起的再生障碍性贫血、糖尿病等病症。

⊘ **海参+枸杞子：** 海参与枸杞子同食，既能补肾益精、壮阳固本，又可养血养颜、滋阴润燥，对肾虚腰痛、耳鸣目眩、尿频、尿急等病症有较好的辅助食疗作用。

⊘ **海参+牛奶：** 牛奶是公认的补钙佳品，同具有补肾功效的海参搭配食用，能促进人体对钙元素的吸收。

搭配禁忌

⊗ **海参+山楂或葡萄：** 海参含有丰富的蛋白质和钙元素等，与山楂或葡萄等含有较多鞣酸的水果搭配食用，其所含的蛋白质和水果中的鞣酸结合易生成鞣酸蛋白，钙元素与鞣酸结合易生成不易消化的物质，会明显使海参的营养价值降低，还会引起腹泻、腹痛、恶心、呕吐等不良症状。故二者不宜同食。

⊗ **海参+醋：** 海参与醋搭配食用，口感变差，而且易使蛋白质凝结紧缩，从而影响人体健康。故二者不宜同食。

食谱推荐

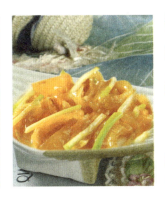

香葱菌油爆海参

材料 香葱适量，水发海参300克。

调料 盐1小匙，味精半小匙，菌油、白糖、料酒、蚝油、高汤、香油、水淀粉各适量。

做法 ❶ 将海参去内脏，洗净后氽烫一下；香葱洗净，切段。

❷ 用锅将菌油烧热，放入香葱段爆香，再放入海参，加调料（水淀粉、香油、高汤除外）炒至入味。

❸ 加入高汤，用水淀粉勾薄芡，出锅前淋上香油即可。

海 带

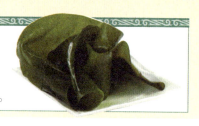

性味归经 海带性寒，味咸。归肝经、胃经、肾经。

黄金搭配

⊘ **海带+排骨：** 海带与排骨搭配食用，不仅营养丰富，而且还能增强人体机能，对皮肤瘙痒有一定的缓解作用。

⊘ **海带+豆腐：** 海带与豆腐搭配食用，不仅营养更加丰富，还可避免甲状腺肿大及甲状腺功能低下，有利于人体健康。

⊘ **海带+虾皮：** 海带含碘量高，虾皮含钙元素丰富，二者搭配食用，营养更丰富，可增强人体机能，对孕妇及体虚患者尤为适用。

⊘ **海带+紫菜：** 海带可消痰软坚、利水防癌，而紫菜可软坚化痰、清热利尿。二者搭配食用，对地方性甲状腺肿大、水肿、贫血、皮肤瘙痒、高血压、高脂血症、肥胖症及蛀牙、夜盲症等病症有很好的食疗作用。

搭配禁忌

⊗ **海带+柿子：** 海带与柿子搭配食用，易引起消化不良，影响人体对营养的吸收，损害健康。故二者不宜同食。

⊗ **海带+猪血或茄子：** 海带与猪血或茄子搭配食用，易引起便秘，影响人体健康。故二者不宜同食。

⊗ **海带+白酒：** 海带与白酒搭配食用，易引起消化不良，不利于人体健康。故二者不宜同食。

食谱推荐

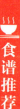

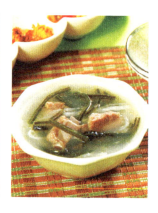

海带白萝卜排骨汤

材料 海带150克，猪肋排250克，白萝卜500克，姜片适量。

调料 盐1小匙，味精适量。

做法 ❶ 海带放入清水中浸泡，洗净后切丝；猪肋排以温水洗净，切小段，入沸水中汆烫，捞出；白萝卜洗净，切块。

❷ 将猪肋排段、海带丝、白萝卜块、姜片一起放入瓦罐中，加入适量清水，以大火烧开后，改用小火煲2个小时后取出姜片，放入盐、味精，再继续煮5分钟。

第六节　7种常见调味品之搭配宜忌速查

大 葱 **性味归经** 大葱性温，味辛。归肺经、胃经。

黄金搭配

⊘ **大葱+牛肉：** 大葱含有多种维生素及糖类，与牛肉搭配食用，既可补脾健身、强筋健骨，又能祛毒消肿、降低胆固醇、杀菌抗癌，对风寒感冒、头痛鼻塞、面目水肿及疮疡跌打等病症均有一定的缓解作用。

⊘ **大葱+兔肉：** 大葱可降血脂，与低脂肪、高蛋白的兔肉搭配食用，可增强人体机能，对肥胖症、高血压及冠心病、脑梗死等病症有较好的食疗作用。

⊘ **大葱+动物内脏：** 大葱中含葱蒜辣素，动物内脏中富含维生素B_1，二者搭配食用，所含成分可结合成蒜胺，增强人体对维生素B_1的吸收，并延长其在体内的停留时间，有利于人体健康。

搭配禁忌

⊗ **大葱+公鸡肉：** 大葱辛温助火，而公鸡肉为生风发火之物，其性偏热，二者搭配食用，易生火热而伤人，不利于人体健康。故二者不宜同食。

⊗ **大葱+杨梅：** 大葱与杨梅搭配食用，会伤胃，不利于人体健康。故二者不宜同食。

⊗ **大葱+蜂蜜：** 大葱与蜂蜜搭配食用，易导致腹泻，损害人体健康。故二者不宜同食。

食谱推荐

葱爆牛肉

材料 嫩牛肉400克，蛋清半个，大葱2根，红辣椒2个。

调料 A：酱油2小匙，干淀粉半大匙；B：酱油半大匙，胡椒粉、盐各1小匙；C：油4大匙。

做法 ❶嫩牛肉洗净，切成薄片，放入碗中，加入调料A、适量油和蛋清腌拌备用；大葱和红辣椒均洗净，切段。

❷锅中加入3大匙油烧热，将腌拌好的牛肉片过油，捞起，沥干多余油分。

❸锅中留1大匙油继续烧热，爆大葱段及红辣椒段，放入牛肉片热炒，再加入调料B拌炒均匀即可。

生 姜

性味归经 生姜性温，味辛，归肺经、脾经、胃经。

黄金搭配

✓ **生姜+甘蔗：** 生姜汁与甘蔗汁搭配同饮，可清热生津、和胃、止呕，对余热未尽、胃阴不足引起的反胃呕吐、食少烦渴及妊娠引起的胃虚呕吐等病症的食疗作用颇佳。

✓ **生姜+荸荠：** 生姜汁加荸荠汁同饮，能和胃、降逆、止呕，对肝胃有热所致的妊娠呕吐有一定的食疗作用。

✓ **生姜+蜂蜜：** 生姜与蜂蜜一起食用，可增强人体机能，对咳嗽、呕吐有很好的食疗作用。

✓ **生姜+牛奶：** 生姜与牛奶搭配食用，不仅营养丰富，而且可驱寒保暖、治寒腹痛，有利于人体健康。

✓ **生姜+红糖：** 生姜加红糖同饮，可解表发汗、散寒，对风寒感冒、恶心、呕吐、产后腹痛、脘腹胀满等病症的食疗作用显著。

搭配禁忌

✗ **生姜+白萝卜：** 生姜性温，味辛，有健脾除湿、促进消化的作用；白萝卜性凉，有助于清热下火、利气消食。二者的性味不尽相同，不适宜同时食用，否则其营养价值会降低，甚至会危害人体健康。故二者不宜同食。

✗ **生姜+马肉：** 生姜性温，味辛，具有温中散寒、发汗解表、杀菌解毒之功效；马肉性寒，味甘、酸，有通经活络、清热解毒的作用。二者的性味相反，易损害人体健康。故二者不宜同食。

食谱推荐

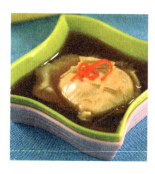

红糖老生姜蛋汤

材料 鸡蛋2个，老生姜5克，红椒丝少许。

调料 红糖适量。

做法 ❶老生姜洗净，切丝，放入锅中，加入适量清水用小火煮20分钟。❷将鸡蛋轻轻磕入生姜水中，并保证其呈荷包蛋状，煮至鸡蛋浮起。❸根据自己的口味加入适量红糖搅拌均匀，盛入碗中，再用红椒丝点缀即可。

大 蒜

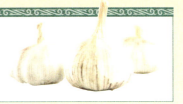

性味归经 大蒜性温，味辛。归脾经、胃经、肺经。

黄金搭配

✓ **大蒜+生菜：** 大蒜与生菜搭配食用，药效协同，可杀菌消炎、清内热，还有助于降血脂、降血糖、降血压，对牙龈出血和维生素C缺乏症有较好的食疗作用。

✓ **大蒜+动物内脏：** 大蒜与动物内脏搭配食用，二者所含成分可结合成一种名为蒜胺的物质，可增强人体对维生素B_1的吸收，利于延长其在体内的停留时间，有利于人体健康，还可消除疲劳、增强体质。

✓ **大蒜+黑木耳：** 大蒜与黑木耳搭配食用，营养丰富，不仅能益气养胃、润肺顺气，还能凉血止血、降脂减肥，对脾胃虚弱、腹泻、毒疮、水肿等病症有一定的辅助食疗作用。

搭配禁忌

✗ **大蒜+狗肉：** 大蒜中含有大量挥发性物质，有一定的抑制胃液分泌的作用；狗肉性温，与大量新鲜大蒜同食，容易引发肠胃不适。故二者不宜同食。

✗ **大蒜+蜂蜜：** 大蒜性味与蜂蜜相悖，二者搭配食用，会引起身体出现多种不适，损害健康。故二者不宜同食。

食谱推荐

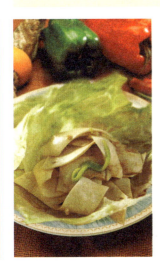

蒜辣肥肠

材料 肥肠300克，白菜100克，大葱1根，生姜数片，大蒜3瓣。

调料 料酒、酱油、豆瓣酱各半大匙，胡椒粉1小匙，油、盐适量，味精少许。

做法 ❶ 肥肠、大葱分别洗净，切段；大蒜洗净，切片；白菜洗净，切丝。

❷ 肥肠段放入沸水中氽烫，捞出备用。

❸ 油锅烧热，放入葱段、生姜片、蒜片、豆瓣酱爆香。

❹ 烹入料酒、酱油，加入适量开水，稍煮，捞净豆瓣酱的渣子，再放入肥肠段、白菜丝、味精、盐、胡椒粉，大火烧开即可。

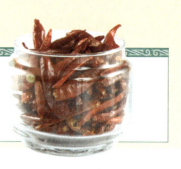

辣 椒

性味归经 辣椒性热，味辛。归心经、脾经。

黄金搭配

⊘ **辣椒+白菜：** 辣椒与白菜搭配食用，可促进胃肠蠕动，有助于消化，促进人体健康。

⊘ **辣椒+苦瓜：** 辣椒富含维生素C，而苦瓜有解除疲劳、清心明目、延缓衰老的功效，二者搭配食用，可健美抗衰，增强人体机能。

⊘ **辣椒+虾：** 辣椒与温肾壮阳的虾搭配食用，不仅能为人体提供丰富的营养，增强人体免疫力，而且还有开胃消食、益精壮阳的食疗作用。

⊘ **辣椒+豆腐干：** 辣椒可益脑、健美、延年，与营养丰富的豆腐干搭配食用，有助于抗衰美容、健脑益智。

⊘ **辣椒+醋：** 辣椒与醋搭配食用，不仅能中和辣椒碱，除去一部分辣味，还能防止辣椒中维生素C的流失，有利于人体对营养的吸收。

搭配禁忌

✗ **辣椒+黄瓜或南瓜：** 新鲜辣椒含有丰富的维生素C，而黄瓜或南瓜中富含维生素C分解酶，二者搭配食用，维生素C会被大量破坏，造成营养的流失，不利于人体健康。故二者不宜同食。

✗ **辣椒+猪肝：** 辣椒尤其是新鲜辣椒中含有维生素C，与猪肝搭配食用，维生素C容易被猪肝中所含的铜元素、铁元素等破坏，降低二者的营养价值，不利于营养的吸收。故二者不宜同食。

食谱推荐

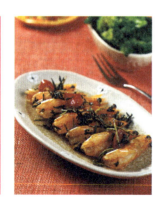

香辣茶虾

材料 虾500克，茶叶20克。

调料 油、盐、味精、干辣椒、干淀粉各适量。

做法 ❶ 茶叶用少量沸水泡开，捞出茶叶，制成浓茶水，备用；干辣椒切碎。

❷ 虾洗净，去掉虾线，抹干水分，用油、盐、味精、浓茶水腌30分钟，倒掉茶水，将虾身均匀裹上干淀粉。

❸ 油锅烧热，虾入锅中滑炒至金黄出锅。

❹ 炸香茶叶和干辣椒碎，最后加入炸好的虾爆炒2分钟即可。

香　菜

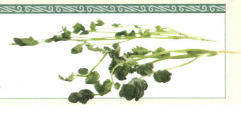

性味归经 香菜性温，味辛。归肺经、脾经。

● 黄金搭配

☑ **香菜+冬瓜+黑木耳：** 香菜与冬瓜、黑木耳搭配食用，可利尿消肿、降压调脂，对高血压、高脂血症及心脑血管疾病有较好的食疗作用。

☑ **香菜+豌豆：** 香菜可健胃化浊，豌豆能益脾和胃、利湿消肿。二者搭配食用，对湿浊阻滞、脾胃不和、吐泻等病症有一定的缓解作用。

☑ **香菜+黄豆：** 香菜和黄豆搭配食用，既可发汗、祛风、解毒，又能健脾宽中，有助于增强人体免疫力，起到防病抗病的作用。

☑ **香菜+豆腐：** 香菜与豆腐搭配食用，能促进麻疹透发，也可起到健胃祛寒、利尿除臭的作用。

⊗ 搭配禁忌

⊗ **香菜+黄瓜：** 香菜富含维生素C，而黄瓜中含有维生素C分解酶，会破坏香菜中的维生素C，降低二者的营养价值。故二者不宜同食。

⊗ **香菜+猪肉：** 香菜与猪肉搭配食用，二者一耗气一大补，不利于人体健康。故二者不宜同食。

⊗ **香菜+动物肝脏：** 香菜中含有丰富的维生素C，与富含铜元素、铁元素的动物肝脏同食，铜元素、铁元素会破坏香菜中的维生素C。故二者不宜同食。

食谱推荐

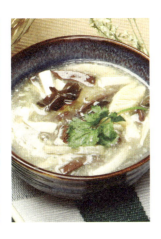

酸辣汤

材料 豆腐150克，竹笋、猪血各60克，水发黑木耳30克，鸡蛋2个，香菜1棵。

调料 料酒1小匙，水淀粉、香油各少许，鸡精1小匙，蚝油、醋、白糖各1大匙，豆瓣酱2小匙。

做法 ❶ 将除香菜、鸡蛋以外的材料均切成粗条并用沸水汆烫；鸡蛋打散；香菜洗净，切段。

❷ 用料酒爆香锅后，加入适量清水、调料（除水淀粉、香油、香菜以外）及所有切好的材料。

❸ 用水淀粉勾芡，烧开后，加入蛋液轻搅出蛋花丝，最后淋上香油、撒上香菜段即可。

醋

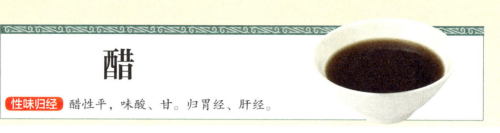

性味归经 醋性平，味酸、甘。归胃经、肝经。

黄金搭配

⊘ **醋+土豆：** 醋与土豆一起炒食，不仅可避免土豆被烧焦，而且还能改善口感，帮助消化。

⊘ **醋+花生+黄豆：** 醋与花生、黄豆同煮，是高脂血症、肥胖症、高血压和冠心病患者的佳肴，因为它们搭配在一起具有降脂、降压、软坚润燥的食疗作用。

⊘ **醋+螃蟹：** 醋与螃蟹搭配食用，不仅有利于人体对营养的吸收和利用，还有一定的消肿活血、杀菌解毒的作用。此外，醋能去腥，可以使螃蟹的味道更加鲜美。

⊘ **醋+生姜：** 醋与生姜搭配食用，可健胃消食、增进食欲，对恶心、呕吐等病症有很好的缓解作用。

搭配禁忌

⊗ **醋+青菜：** 烹调青菜时加醋，青菜中的叶绿素在酸性条件下加热后不稳定，其中所含的镁元素容易被醋中的酸性物质所取代，从而降低营养价值。故二者不宜同食。

⊗ **醋+胡萝卜：** 炒胡萝卜时加醋，会使胡萝卜中含有的胡萝卜素被破坏，直接影响人体对营养的吸收和利用，易造成维生素缺乏的病症。故烹饪胡萝卜时不宜放醋。

⊗ **醋+牛奶：** 醋与牛奶搭配食用，醋中所含的醋酸及多种有机酸容易与牛奶发生反应生成不易消化的物质，甚至会引起消化不良或腹泻。故二者不宜同食。

⊗ **醋+羊肉：** 醋与羊肉搭配食用，易生火动血，引起身体不适，从而影响人体健康。故二者不宜同食。

⊗ **醋+鳗鱼：** 醋与鳗鱼搭配食用，易引起中毒，损害人体健康。故二者不宜同食。

⊗ **醋+南瓜：** 醋与南瓜搭配食用会损害人体健康。故二者不宜同食。

蜂蜜

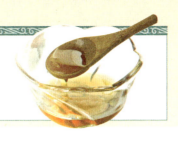

性味归经 蜂蜜性平，味甘。归肺经、脾经、大肠经。

黄金搭配

- ✅ **蜂蜜+梨：** 蜂蜜与梨搭配食用，可清热解毒，适合上呼吸道感染、便秘、消化不良、尿道红肿、结石、痛风等患者食用。

- ✅ **蜂蜜+山药：** 蜂蜜与山药搭配食用，可补中益气、健脾益肾，对脾肾两虚、体质虚弱等病症的食疗作用显著。

- ✅ **蜂蜜+鳖肉：** 蜂蜜与鳖肉搭配食用，可增强人体机能，有利于人体健康，对心脑血管疾病、营养不良、肠胃疾病等病症有很好的辅助食疗作用。

- ✅ **蜂蜜+牛奶：** 蜂蜜与牛奶搭配食用，可清凉消火、生津润喉，有助于细胞代谢、神经系统传导及血液凝固等，还有助于稳定情绪、调节心理、抑制疼痛、增强机体抵抗力。

搭配禁忌

- ❌ **蜂蜜+生菱：** 生菱属性凉之物，与蜂蜜搭配食用，易导致消化不良、腹胀、腹泻，引起身体不适，从而影响健康。故二者不宜同食。

- ❌ **蜂蜜+莴笋+豆腐：** 莴笋与豆腐均属寒性之物，与蜂蜜搭配食用，易引起腹泻，破坏人体胃肠功能，从而损害人体健康。故三者不宜同食。

食谱推荐

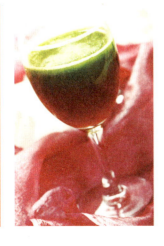

营养果蔬汁

材料 生菜25克，芹菜40克，西红柿、苹果各100克，柠檬半个，小麦胚芽、香菜各20克，黄豆粉10克。

调料 蜂蜜、脱脂牛奶各适量。

做法 ❶ 将西红柿洗净，用沸水氽烫一下，去掉皮和蒂；将苹果、柠檬洗净，切成小块；将生菜、芹菜、香菜洗净，切成小段。

❷ 将上述材料一同放入榨汁机中，待榨出汁液后，放入小麦胚芽和黄豆粉，继续搅打10秒左右，然后将混合汁液倒入准备好的玻璃杯中。

❸ 加入蜂蜜和脱脂牛奶，拌匀即可。

第七节 4种常见饮品之搭配宜忌速查

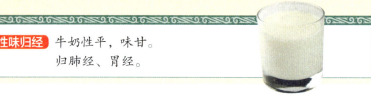

牛 奶 性味归经 牛奶性平，味甘。归肺经、胃经。

黄金搭配

✓ **牛奶+木瓜：** 牛奶与木瓜搭配食用，不仅清凉爽口，而且还可为人体提供丰富的营养，增强人体机能。

✓ **牛奶+红茶：** 牛奶与红茶搭配食用，既能去油腻、助消化，又能益气提神、利尿解毒、消除疲劳，对消化不良、疲劳乏力、精神不振、肠炎、酒精中毒和麻醉药物中毒等病症有很好的食疗作用。

✓ **牛奶+核桃+白糖：** 牛奶与核桃、白糖搭配食用，不仅能补脾肾，还能润燥益肺，对咳嗽气喘、便秘、腰痛、病后体虚、神经衰弱及性功能减退等患者尤为适用。

✓ **牛奶+桃子：** 牛奶与桃子均富含营养，二者搭配食用，不仅会使营养更加全面，而且还能益肺养颜、清热解毒，适用于缺铁性贫血、心脑血管疾病等患者。

✓ **牛奶+草莓：** 牛奶与草莓搭配食用，不仅能清热解毒、生津润燥，还有养心安神的功效。

配搭禁忌

✗ **牛奶+菠菜：** 牛奶与菠菜搭配食用，易引起腹泻，不利于人体健康。故二者不宜同食。

✗ **牛奶+醋：** 牛奶与醋一起食用，易引起消化不良、腹泻等，损害人体健康。故二者不宜同食。

食谱推荐

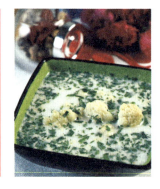

牛奶乳酪菜花

材料 菜花200克，牛奶300毫升，面包屑20克，乳酪100克，香菜1棵。

调料 牛油适量，盐少许。

做法 ❶ 菜花洗净，掰成小朵，用沸水汆烫捞出，撒上盐，放进微波炉里用高火加热6分钟；香菜、乳酪切末。❷ 将烹饪好的菜花朵放入盘内，倒入牛奶，加面包屑、乳酪末、香菜末、牛油，放进微波炉里用高火加热5分钟。冷却后即可食用。

豆浆

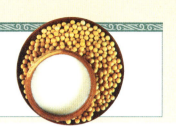

性味归经 豆浆性平，味甘。归肺经、胃经。

黄金搭配

⊘ **豆浆+大米+冰糖：** 豆浆与大米、冰糖搭配食用，可养颜润肺，增强体质。

⊘ **豆浆+大枣：** 豆浆与大枣搭配食用，既可补虚益气、安神补肾，又能改善心肌营养，尤其适用于心脑血管疾病等患者。

搭配禁忌

✖ **豆浆+红糖：** 豆浆与红糖搭配食用，红糖中含有的有机酸易与豆浆中的蛋白质结合生成不易消化的物质，对身体不利。故二者不宜同食。

茶 叶

性味归经 茶叶性凉，味微苦、甘。归心经、肝经、肺经、膀胱经、大肠经。

黄金搭配

⊘ **茶叶+苹果+洋葱：** 茶叶与苹果、洋葱均含有大量的有益于人体的黄酮类天然化学抗氧化剂。三者搭配食用，具有增强人体机能、保护心脏、减少心脏病发病率的作用。

⊘ **绿茶+薄荷或西瓜：** 绿茶与西瓜或薄荷搭配食用，不仅清新爽口，还可生津止渴、提神醒脑、镇静情绪。

搭配禁忌

✖ **茶叶+猪肉或羊肉：** 猪肉、羊肉中的蛋白质与茶叶中的鞣酸结合，会产生鞣酸蛋白，该物质不易消化且容易引起便秘。故不宜同食。

✖ **茶叶+白糖：** 茶叶与白糖一起食用，白糖有抑制茶叶清热解毒的功效，不利于人体健康。故二者不宜同食。

酒 类

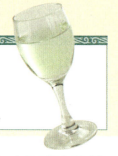

性味归经 酒性温，味甘、苦、辛。归心经、肝经、肺经、胃经。

黄金搭配

✅ **白酒+荸荠：**白酒与荸荠搭配食用，不仅可清热化痰，还能消积化食，对消化不良、女性崩漏及带下等病症具有一定的辅助食疗作用。

✅ **白酒+羊肉：**将羊肉泡在白酒中，再加入洋葱、芹菜、大蒜及某些中药材（如当归、党参等），不仅能提升口味，而且能去除羊肉的膻味。

✅ **白酒+小麦粉+葱白：**将小麦粉、葱白研碎后制成丸子，用温酒送服，对胃部不适，如胃胀、胃脘痉挛、胃痛等病症有一定的食疗作用。

✅ **啤酒+花生+毛豆：**啤酒与花生、毛豆搭配食用，可增加卵磷脂的摄入量，有助于促进脑部健康，发挥健脑益智的作用，进而有利于人体健康。

✅ **黄酒+蛏子：**黄酒与蛏子搭配食用，可增强人体机能，对产后体虚、少乳等病症有一定的食疗作用。

搭配禁忌

❌ **酒类+糖类：**酒类与糖类搭配食用，易生热动火，有损人体健康。故二者不宜同食。

❌ **酒类+红薯：**饮酒时和饮酒后3小时内不宜进食红薯。因为红薯和胃酸发生反应能生成不溶于水的坚硬结块，从而损害人体的消化功能。饮酒时同食红薯，更容易导致人体消化不良，引发腹部胀满等不适症状。故二者不宜同食。

❌ **酒类+咖啡：**酒类中所含的酒精有兴奋神经的作用，而咖啡中所含的咖啡因亦有兴奋神经的作用，二者同饮，刺激作用加大，尤其不适合于心情烦躁者和经常失眠者。故二者不宜同食。

❌ **红葡萄酒+海鲜：**红葡萄酒中富含鞣酸，与大量海鲜搭配食用，会破坏二者的口感，甚至会降低海鲜的营养价值。故二者不宜同食。

❌ **啤酒+熏制食品：**熏制食品不宜与啤酒同食。因为啤酒中的酒精能溶解熏制食品中的致癌物质，从而导致致癌物质被人体吸收。故二者不宜同食。

❌ **啤酒+白酒：**啤酒含有大量的二氧化碳，容易挥发，与白酒搭配饮用，会促进酒精渗透，影响人体健康。故二者不宜同食。

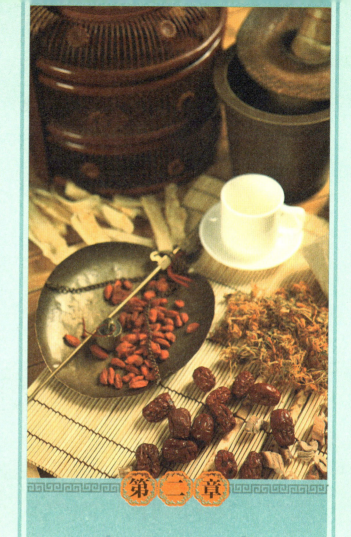

第二章

41种常见中药之搭配宜忌

自从养生深入日常饮食中，中药也成为餐桌文化中不可缺少的一分子。本章介绍了多种中药与食物、药物之间的相宜相克关系，为人们的日常饮食提供了科学的参考，以期使人们在日常生活中能真切地了解各种饮食宜忌，从而与更健康的生活相拥。

第一节　解表药之搭配宜忌速查

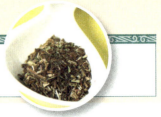

薄 荷

性味归经 薄荷性凉，味辛。
归肺经、肝经。

黄金搭配

✅ **薄荷+粳米：** 薄荷与粳米搭配煮粥食用，可疏风散热，对外感风热、发热头痛、咽喉肿痛等病症有较好的食疗作用，也适用于辅助治疗小儿麻疹透发不畅等。

✅ **鲜薄荷叶+荸荠：** 鲜薄荷叶与荸荠水煎取汁同饮或同煮食，不仅能清热生津，还可祛风止痒，对风热型荨麻疹的患者颇为适用。

搭配禁忌

❌ **薄荷+鳖肉：** 薄荷性凉、味辛，能疏散风热；而鳖肉性寒、味咸，能滋阴潜阳。二者性味、功能相反，若同食不利于人体健康。故二者不宜同食。

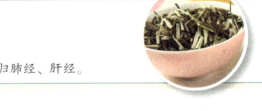

荆 芥

性味归经 荆芥性微温，味辛。归肺经、肝经。

黄金搭配

✅ **荆芥+粳米：** 荆芥与粳米搭配煮粥食用，可疏风解表、和胃，对腮腺炎初期轻微发热、恶寒、腮部红肿有一定的缓解作用。

✅ **荆芥+薄荷：** 荆芥与薄荷搭配食用，可增强解表发汗的功效，有利于人体健康。

搭配禁忌

❌ **荆芥+鱼类+酱豉：** 荆芥含挥发油，辛温芳香；鱼类味腥，二者性味相反。荆芥与鱼类再搭配咸寒的酱豉调料烹调，会降低药效。故三者不宜同食。

❌ **荆芥+驴肉：** 荆芥与驴肉中的某些生物活性物质易发生不良生化反应，不仅降低药效，还会损害人体健康。故二者不宜同食。

紫苏叶

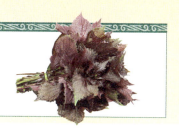

性味归经 紫苏叶性温，味辛。归肺经、脾经。

黄金搭配

☑ **紫苏叶+陈皮+粳米：** 紫苏叶与陈皮、粳米搭配煮粥食用，可行气健脾、散寒解表，适用于疝气引起的阴囊坠胀不适、伴胁肋胀痛的患者。

☑ **鲜紫苏叶+粳米：** 二者煮粥同食，能发汗解表、温中和胃，适用于感冒风寒、恶心、呕吐、腹胀、胃痛、发热恶寒、无汗的患者。

☑ **紫苏叶+砂仁+鲫鱼：** 紫苏叶与砂仁、鲫鱼搭配炖食，既可健脾行气，又能和胃止呕，对脾虚气滞、妊娠呕吐等病症有一定的食疗作用。

☑ **紫苏叶+螃蟹：** 螃蟹是食腐动物，不可多食，否则寒邪损伤脾胃，而紫苏叶辛温发散，二者同食可解螃蟹之寒凉。

☑ **紫苏叶+黄连+羊肉：** 紫苏叶与黄连、羊肉搭配炖食，可疏肝和胃、降逆止呕，适用于肝气犯胃、胸闷呃逆的患者。

配禁忌搭

✖ **紫苏叶+鲤鱼：** 紫苏叶辛温芳香，忌腥膻气味干扰。另外，鲤鱼中含有的生物活性物质易与紫苏叶发生反应，阻碍药效的发挥。故二者不宜同食。

食谱推荐

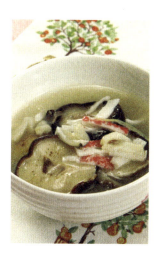

香菇蟹棒

材料 鳕鱼碎肉、鲜香菇各50克，蟹足棒1个，新鲜紫苏叶3片，鸡蛋1个（取蛋清）。

调料 盐、干淀粉各1小匙，高汤1大匙。

做法 ❶鳕鱼碎肉加盐、干淀粉、高汤拌匀；将蟹足棒切碎，放入鳕鱼肉碎中拌匀。

❷鲜香菇去蒂，洗净、切片，再放入做法❶的材料中拌匀；紫苏叶洗净、切碎；鸡蛋取蛋清备用。

❸取耐热容器，放入处理好的以上材料，覆膜（留孔），置入微波炉中，用高火加热2分钟，取出后撒上紫苏叶即可。

菊 花

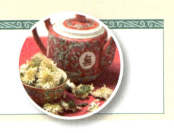

性味归经 菊花性微寒，味甘、苦。归肺经、肝经。

黄金搭配

○ **菊花+胡萝卜：**菊花与胡萝卜煲汤同食，既可清热疏风，又能养肝明目，对人体大有裨益。

○ **菊花+黑木耳：**菊花与黑木耳搭配食用，可增强人体免疫力，提高抗病能力，有利于人体健康。

○ **菊花+花生：**菊花与花生煲汤同食，可增强人体机能，对心脑血管疾病有较好的食疗作用。

○ **菊花+绿茶：**菊花与绿茶一起用开水泡服，可疏风清热、明目解毒，对风热所致的眼睛红肿、眼泪较多等症状有非常好的缓解作用。

○ **菊花+桑叶+茶叶：**菊花与桑叶、茶叶一同泡服，可疏风清热、醒脑，对中耳炎初起，伴耳痛、头晕等症状的患者尤为适用。

○ **菊花+丝瓜：**菊花与丝瓜一同炖食，不仅可祛风化痰、清热解毒，还能抗病防病。常食可清热养颜、洁肤除斑。

○ **菊花+甘草：**菊花与甘草一同泡服，可疏风、清热、解毒，对风热感冒引起的头痛、流黄涕、舌黄苔黄、目赤、疔疮肿毒等病症有一定的辅助食疗作用，但要注意风寒感冒者忌服。

○ **菊花+鲜马齿苋+粳米：**菊花与鲜马齿苋、粳米搭配煮粥食用，可清热解毒、健脾利湿，对丹毒急性期患者尤为适用。

○ **菊花+黄花菜：**菊花与黄花菜搭配熬汤同食，可养心安神，对注意力不集中、记忆力减退、神经衰弱等病症有一定的食疗作用。

○ **菊花+决明子：**菊花与决明子搭配食用，可清热解毒，缓解目赤红肿等病症。

搭配禁忌

⊗ **菊花+猪肉：**菊花与猪肉搭配食用，易引起身体不适。故二者不宜同食。

⊗ **菊花+芹菜：**菊花与芹菜搭配食用，易引起恶心、呕吐等症状。故二者不宜同食。

第二节　祛风湿药之搭配宜忌速查

威灵仙

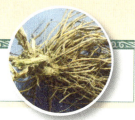

性味归经 威灵仙性温，味辛、咸。归膀胱经。

黄金搭配

✓ **威灵仙+黑芝麻+蜂蜜：** 威灵仙与黑芝麻、蜂蜜搭配食用，可增强人体机能，对呃逆亦有较好的食疗作用。

✓ **威灵仙+当归+肉桂：** 威灵仙与当归、肉桂搭配食用，可增强人体免疫力，对风寒、腰背疼痛病症有较好的食疗作用。

搭配禁忌

✗ **威灵仙+茶叶：** 威灵仙辛温善走，通经达络，而茶叶性寒、味苦，清心降火，饮用时以水浸泡，会增加水湿。二者搭配食用，会降低药效。故二者不宜同食。

✗ **威灵仙+面汤：** 威灵仙能祛风除湿，通络止痛，追风逐湿；而面汤多食会加重湿气。二者搭配食用，不利于症状的缓解。故二者不宜同食。

苍耳子

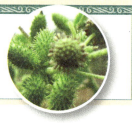

性味归经 苍耳子性温，味辛、苦。有毒。归肺经。

黄金搭配

✓ **苍耳子+鸡蛋：** 苍耳子与鸡蛋一同炖食，喝汤吃蛋，不仅能疏散风邪，还可散结消肿，有利于人体健康。

✓ **苍耳子+豆腐+粳米：** 将苍耳子水煎取汁，与豆腐、粳米煮粥同食，能散风祛湿、清热生津，适用于辅助治疗龋齿引起的牙痛。

搭配禁忌

✗ **苍耳子+辛辣食物：** 苍耳子具有一定的刺激性，如果与辛辣食物（如辣椒、生姜、大蒜等）搭配，可能会加重其刺激性，导致胃肠不适、上火、口干等症状。辛辣食物可能会增强苍耳子的燥热作用。故二者不宜同食。

第三节　温理药之搭配宜忌速查

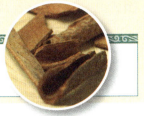

肉 桂

性味归经 肉桂性温，味辛、甘。
归肾经、脾经、心经、肝经。

黄金搭配

- ✅ **肉桂+山楂+红糖：** 肉桂与山楂、红糖煮汁同饮，可活血散瘀，对久婚不孕、经期延后、量少色暗、血块凝滞等病症有一定的食疗作用。

- ✅ **肉桂+白芷+百合+白糖：** 肉桂与白芷、百合、白糖煮汁同饮，可壮阳强筋、补益肺阴，对腰椎骨质增生、腰部疼痛、周身无力等患者尤为适用。

- ✅ **肉桂粉+苹果汁：** 将苹果汁加热并加入肉桂粉，同饮可温胃散寒，对于胃脘满痛、呃逆、口臭、厌食等病症有较好的食疗作用。

- ✅ **肉桂+大米+红糖：** 肉桂与大米、红糖一同煮食，可健脾补肾、散寒止痛，对脾肾阳虚所致的脘腹冷痛、食欲不振、纳差、四肢不温、胃寒呕吐、腰膝冷痛、小便清长、大便溏薄，以及女性虚寒、痛经等病症有较好的食疗作用。

- ✅ **肉桂+狗肉：** 肉桂可补火助阳，与狗肉搭配炖食，能增强人体机能，对肾虚所致的腰膝酸软、遗尿、小便频数等病症有较好的食疗作用。

- ✅ **肉桂+羊肉：** 肉桂与羊肉搭配煮食，不仅可温中健胃，还可温阳散寒，对腹冷、气胀等病症有很好的食疗作用。

- ✅ **肉桂+鸡肝：** 肉桂与鸡肝搭配烩食，可补肝肾、温肾阳，对肾虚腰冷、夜多小便、小儿遗尿等病症有一定的缓解作用。

- ✅ **肉桂+附子+鸡蛋：** 肉桂与附子、鸡蛋一同煮汤食用，不仅可增强人体机能，提高免疫力，还对白带过多等病症有一定的食疗作用。

- ✅ **肉桂+牛奶：** 肉桂与牛奶搭配煮食，可温补肾气、强健体力、促进血液循环，尤其适合体寒者，以及痛经、月经不调的女性。

配禁忌搭

- ❌ **肉桂+赤石脂：** 肉桂与赤石脂搭配食用，可能会产生不良反应，从而引起身体不适。故二者不宜同食。

- ❌ **肉桂+大葱：** 肉桂不宜与大葱搭配食用，因为二者性温且具有刺激性，可能导致体内温热过盛，进而引起脏腑不和或头胀等不适症状。故二者不宜同食。

第四节 芳香化湿药之搭配宜忌速查

苍 术

性味归经 苍术性温，味辛、苦。归脾经、胃经、肝经。

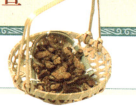

黄金搭配

✅ **苍术+黑芝麻+核桃+大米：** 苍术与黑芝麻、核桃、大米煮粥同食，可增强人体机能，对夜盲症、视物昏花、两目干涩等病症的食疗作用显著。

✅ **苍术+牛肝：** 苍术水煎取汁，烩炒牛肝食用，能养肝明目，对维生素A缺乏所引起的夜盲症有一定的食疗作用。

✅ **苍术+陈皮+猪肚：** 苍术与陈皮、猪肚搭配炖服，可健脾和胃、消食化滞，对慢性胃炎、溃疡病、脘腹胀痛、嗳气饱闷、恶心欲吐、食欲不振等病症有很好的食疗作用。

搭配禁忌

❌ **苍术+桃子：** 苍术苦温燥湿，而桃子可生热。二者搭配食用可使药性更为温燥，易产生不良反应，不利于人体健康。故二者不宜同食。

❌ **苍术+李子：** 苍术苦温燥湿；而李子性温，过食可引起头痛发热。二者搭配食用，易加剧药物温性，产生不良反应。故二者不宜同食。

❌ **苍术+白菜：** 苍术辛温，可燥湿健脾；而白菜性凉。苍术与白菜的性味相反，二者搭配食用，易使身体不适。故二者不宜同食。

❌ **苍术+香菜：** 苍术中含有挥发油，而香菜属辛温香窜之物，也含挥发油。二者搭配食用，易互相融合，使药性更为燥烈。故二者不宜同食。

❌ **苍术+大蒜：** 苍术中含有挥发油，而大蒜辛温，也含挥发油。二者搭配食用，易互相融合，使药性更为燥烈。故二者不宜同食。

❌ **苍术+猪肉：** 苍术味辛、苦，性温，可燥湿健脾、祛风除湿；猪肉属寒凉性，滋腻助湿生痰。二者性味、功能相悖，搭配食用会引起身体不适。故二者不宜同食。

❌ **苍术+雀肉：** 苍术与雀肉搭配食用，苍术中所含的苍术酮、苍术醇等物质易与雀肉中所含的某些成分发生不良反应，从而降低药效。故二者不宜同食。

❌ **苍术+青鱼：** 苍术中含有苍术酮、苍术醇等成分，可能与青鱼中所含的某些成分发生不良反应。故二者不宜同食。

第五节　　渗湿利水药之搭配宜忌速查

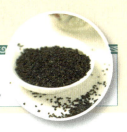

车前子

性味归经 车前子性寒，味甘。
归肾经、肝经、肺经、小肠经。

黄金搭配

⊘ **车前子+紫菜：** 车前子可清热利尿、渗湿通淋，与紫菜一同煎汤饮用，对水肿、湿脚气有较好的食疗作用。

⊘ **车前子+高粱米：** 车前子（布包）与高粱米一同煮粥饮用，可引热下行，对血淋、小便不利、目暗等病症有一定的食疗作用。

⊘ **车前子+薏米：** 车前子（布包）与薏米一同煮粥饮用，可清热利湿，对湿热下注所致的遗精等病症的食疗作用颇佳。

⊘ **车前子+田螺：** 车前子（布包）与田螺同煮，食肉喝汤，可利水通淋、清热祛湿，对膀胱湿热、小便短赤、淋涩不畅等病症有较好的食疗作用。

配禁忌搭

⊗ **车前子+辛辣食物：** 车前子与辛辣食物搭配食用，会影响药效，不利于症状的缓解。故二者不宜同食。

食谱推荐

车前子粳米粥

材料 车前子15克，粳米50克。
做法 ❶ 将粳米淘洗干净，浸泡1个小时，捞出、洗净，备用；将车前子淘洗干净，用纱布包好，放入加水的砂锅中煎煮。
❷ 待水量变成之前一半时，将车前子包捞出。
❸ 将淘洗干净的粳米放入砂锅，再加入适量清水。大火煮沸，改为小火熬煮成粥即可。

龙胆车前子茶

材料 龙胆草30克，车前子15克。
做法 ❶ 将龙胆草和车前子分别洗净，然后用纱布包好，做成茶包。
❷ 将茶包放入杯中，加入适量开水冲泡10~20分钟即可，可续泡。

茯 苓

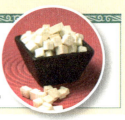

性味归经 茯苓性平，味甘、淡。归心经、肺经、脾经、肾经。

黄金搭配

⊘ **茯苓+乌鸡+大枣：**茯苓与乌鸡、大枣一同炖食，可补气养血、调经，对月经不调、气血虚者尤为适宜。

⊘ **白茯苓+山药：**白茯苓与山药共研细末后调服，可补脾止泻、渗湿，对小便频数、脾虚泄泻及瘦弱无力等病症的食疗作用显著。

⊘ **茯苓+猪舌：**茯苓可利水渗湿，煎汁后烩炒猪舌食用，可增强人体机能，对脾胃运化功能不健、水湿停滞、口吐清水等病症有较好的食疗作用。

⊘ **茯苓+鲤鱼：**茯苓与鲤鱼一同炖食，可提高人体免疫力，对肝病或肾病引起的轻度水肿有很好的食疗作用。

⊘ **茯苓+大枣+粳米：**茯苓与大枣、粳米煲粥同食，可补益脾胃、利湿止泻，对小儿脾虚久泻者尤为适宜。

⊘ **茯苓+红花+薏米：**茯苓与红花、薏米一同煎服，可健脾渗湿、活血化瘀，对慢性丹毒者、皮疹色暗红者、舌紫苔薄者大有裨益。

⊘ **茯苓+栗子+大枣+粳米：**茯苓与栗子、大枣、粳米搭配食用，可补脾、利湿、止泻、益胃，对脾胃虚弱者、饮食减少者、便溏腹泻者有益。

⊘ **茯苓+麦冬+小米：**茯苓与麦冬水煎取浓汁，小米煮半熟时加入浓汁，有助于宁心安神、养阴除烦，对心阴不足、心胸烦热、惊悸失眠、口干舌燥等病症的食疗作用显著。

⊘ **茯苓+枸杞子+红茶：**茯苓与枸杞子共研为粗末，加红茶用开水冲泡饮用，可健脾益肾、利尿通淋，对慢性肾炎、少尿、尿痛、尿道炎等病症有很好的食疗作用。

搭配禁忌

⊗ **茯苓+面包：**面包中含有机酸，易降低茯苓的药效，不利于症状的缓解。故二者不宜同食。

⊗ **茯苓+醋：**醋味酸、性平，富含有机酸，易降低茯苓的药效，不利于症状的缓解。故二者不宜同食。

第六节　泻下药之搭配宜忌速查

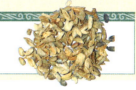

巴豆

性味归经 巴豆性热，味辛。有大毒。归胃经、大肠经。

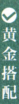

黄金搭配

- ⊘ **巴豆+苦杏仁：** 巴豆可逐水消肿，而苦杏仁可宣肺降气。二者搭配食用，对于水臌腹大、动摇有水声的患者尤为有益。
- ⊘ **巴豆+绛矾：** 巴豆可逐水消肿，而绛矾可燥湿利小便。二者搭配食用，能消水除满，对于血吸虫病、腹水等病症的食疗作用颇佳。

配搭禁忌

- ⊗ **巴豆+茭笋+芦笋：** 巴豆与茭笋、芦笋等性味、功能相悖，三者搭配食用，易产生不良反应，引起身体不适。故三者不宜同食。

大黄

性味归经 大黄性寒，味苦。归脾经、胃经、肝经、心经、大肠经。

黄金搭配

- ⊘ **大黄+荞麦面：** 大黄可泻热通便、凉血解毒、逐瘀通经。将大黄研末与荞麦面共用酒调服，对瘀血积聚等病症有一定的食疗作用。
- ⊘ **大黄+大枣+白面粉：** 大黄水煎取汁，与大枣、白面粉搭配食用，可健脾消积，对疳积引起的脾虚夹积滞有较好的食疗作用。

搭配禁忌

- ⊗ **大黄+猪肉：** 大黄苦寒，而猪肉多脂，酸寒滑腻。二者搭配食用，会引起身体不适，不利于健康。故二者不宜同食。
- ⊗ **大黄+木瓜：** 大黄与木瓜搭配食用，会使药性的负面作用增强，引发不适。故二者不宜同食。

第七节　　清热药之搭配宜忌速查

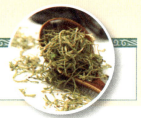

金银花

性味归经 金银花性寒，味甘。归肺经、心经、胃经。

黄金搭配

- ⊘ **金银花+茶叶：** 金银花具有清热解毒的功效，与茶叶一同泡服，可清热、除烦，对风热感冒、发热、烦渴等病症有很好的食疗作用。
- ⊘ **金银花+青果+白萝卜：** 金银花与青果、白萝卜搭配煲汤食用，可散风清热、消肿止痛，对扁桃体炎也有一定的食疗作用。
- ⊘ **金银花+芦根：** 金银花与芦根一同煎服，可清热解暑、生津止渴，适用于辅助治疗风热型感冒、肺热咳嗽、高热烦渴等病症。
- ⊘ **金银花+莲子：** 金银花与莲子搭配煲粥同食，不仅能清热解毒，还可健脾止泻，对热毒内盛、脾胃虚弱所致的泄泻、痢疾等病症有显著的食疗作用。
- ⊘ **金银花+绿豆：** 金银花与绿豆搭配煮粥同食，既能清热解毒，又可清暑止渴，对疮、疖、痈伴口渴者尤为适用。
- ⊘ **金银花+野菊花：** 金银花与野菊花均有清热解毒的功效，二者搭配食用，对丹毒初起、胃火牙痛的患者尤为有益。
- ⊘ **金银花+蜂蜜：** 金银花水煎取汁与蜂蜜同食，可清热解毒，对小儿夏季长暑疖、脓疱及痱子合并感染等病症有一定的辅助食疗作用。
- ⊘ **金银花+山楂+蜂蜜：** 金银花、山楂搭配水煎取汁，再加蜂蜜配饮，不仅可清热、消食，还能润肺止咳，对小儿风热感冒、干咳不爽、饮食不振等病症有较好的食疗作用。
- ⊘ **金银花+鸭肉：** 鸭肉有除虫消肿、驱散热毒等功效，与金银花搭配食用，不仅可清热解毒、透表清瘟，还能滋润肌肤、改善面部暗疮和缓解多种皮肤病。

配搭禁忌

- ⊗ **金银花+辛辣食物：** 金银花与辛辣食物搭配食用，易上火，不利于健康。故二者不宜同食。
- ⊗ **金银花+韭菜：** 金银花与韭菜搭配食用，容易出现上火的症状。故二者不宜同食。

牡丹皮

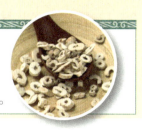

性味归经 牡丹皮性微寒，味苦、辛。归心经、肝经、肾经。

黄金搭配

✓ **牡丹皮+地骨皮+白鸽：** 牡丹皮与地骨皮、白鸽搭配炖食，可退热祛蒸、滋补肝肾，对人体大有裨益，对阴虚血热者尤为适用。

✓ **牡丹皮+栀子+赤芍：** 三者搭配食用，可清肝经之热，对肝经郁热所致的胁痛、头痛、月经不调等病症有一定的缓解作用。

搭配禁忌

✗ **牡丹皮+香菜：** 牡丹皮味苦、辛，性微寒，可清热凉血；香菜味辛，性温，多食久服易损气耗阴。二者搭配食用，不利于人体健康。故二者不宜同食。

✗ **牡丹皮+大蒜：** 牡丹皮味苦、辛，性微寒，可清热凉血；大蒜味辛，性温，刺激性强。牡丹皮与大蒜的性味、功能不同，二者搭配食用，易引起身体不适。故二者不宜同食。

板蓝根

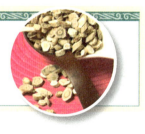

性味归经 板蓝根性寒，味苦。归心经、胃经。

黄金搭配

✓ **板蓝根+大青叶+羌活：** 板蓝根与大青叶、羌活搭配食用，可清热解毒，对上呼吸道感染有很好的食疗作用。

搭配禁忌

✗ **板蓝根+绿豆：** 板蓝根苦寒，绿豆为凉性食物，二者搭配食用，会寒上加寒，易引起腹泻等症状。故二者不宜同食。

✗ **板蓝根+香蕉：** 板蓝根苦寒，香蕉味甘性寒，二者搭配食用，易引起腹泻，不利于人体健康。故二者不宜同食。

龙 胆

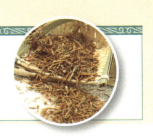

性味归经 龙胆性寒，味苦。归肝经、胆经。

黄金搭配

✅ **龙胆+土豆：** 龙胆与土豆一起煎服，可增强人体机能，对伤寒、副伤寒有一定的辅助食疗作用。

✅ **龙胆草+野菊花+苍耳子+白芷：** 龙胆草与野菊花、苍耳子、白芷同煮饮用，可清热解毒，对鼻咽癌疼痛、肝郁火旺者尤为适用。

搭配禁忌

❌ **龙胆+大枣：** 龙胆味苦性寒，可清肝胆及下焦湿热；而大枣味甘性微温，可掩盖苦味，抑制或降低龙胆的清热功效。故二者不宜同食。

❌ **龙胆+蜂蜜：** 龙胆味苦性寒，可清肝胆及下焦湿热；蜂蜜的甜味会掩盖苦味，抑制或降低龙胆的清热功效。故二者不宜同食。

生地黄

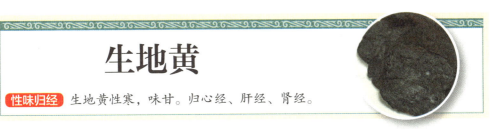

性味归经 生地黄性寒，味甘。归心经、肝经、肾经。

黄金搭配

✅ **生地黄+山药+鸭肉：** 生地黄与山药、鸭肉搭配炖食，不仅可滋阴养胃，还能利尿消肿，增强人体免疫力。

搭配禁忌

❌ **生地黄+大葱或大蒜：** 生地黄与大葱或大蒜的性味、功能相反，搭配食用，易引起身体不适，不利于人体健康。故不宜同食。

❌ **生地黄+白萝卜：** 生地黄中含有地黄苷，可凉血清热，有利尿作用；而白萝卜中含有多种酶类。二者搭配食用，易发生反应而失去药效。故二者不宜同食。

黄 连

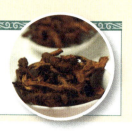

性味归经 黄连性寒，味苦。归心经、脾经、胃经、肝经、胆经、大肠经。

黄金搭配

⊘ **黄连+猪大肠：** 黄连与猪大肠搭配食用，可提高人体免疫力，对痔疮便血、肛门坠痛等病症有很好的食疗作用。

⊘ **黄连+豆腐：** 黄连可清热燥湿，煎取其汁与豆腐搭配食用，可增强人体机能，对湿热引起的淋浊带下等病症有一定的食疗作用。

⊘ **黄连+芹菜：** 黄连可清热燥湿、泻火解毒，与芹菜同煎饮用，可提供人体所需的营养，提高人体免疫力，对胃热呕吐有较好的缓解作用。

⊘ **黄连+干姜：** 黄连与干姜同煎饮用，可有效增强人体机能，对于呕吐、泄泻者尤为适宜。

⊘ **黄连+大蒜：** 黄连可清热燥湿、泻火解毒，若与大蒜搭配食用，可提高人体免疫力，对痢疾、泄泻有较好的食疗作用。

⊘ **黄连+醋+山楂+白糖：** 黄连与醋、山楂、白糖同煎饮用，可增强人体机能，对慢性萎缩性胃炎患者尤为适宜。

⊘ **黄连+黄檗+黄芩+咖啡+白糖：** 黄连与黄檗、黄芩同煎取汁，加入咖啡、白糖饮用，可清热解毒，提高人体免疫力，有利于人体健康。

⊘ **黄连+莲子+党参：** 黄连与莲子、党参搭配同煎，食莲子喝汤，可清热燥湿、泻火解毒，增强人体机能，有利于人体健康。

⊗ 搭配禁忌

⊗ **黄连+猪肉：** 黄连苦寒燥湿，而猪肉酸寒滑腻、滋阴润燥。二者搭配食用会降低药效，还易导致腹泻。故二者不宜同食。

⊗ **黄连+冷水：** 冷水冷冽，用其送服黄连时，易伤肠胃，危害人体健康。故不宜用冷水送服黄连。

⊗ **黄连+茶叶：** 黄连与茶叶一同泡服，易降低药效，不利于症状的缓解。故二者不宜同食。

第八节　　化痰止咳药之搭配宜忌速查

白果　性味归经 白果性平，味甘、苦、涩。有小毒。归肺经、肾经。

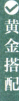

黄金搭配

- ✅ **白果+北沙参+莲子：** 白果与北沙参、莲子煲汤同食，可清热润肺、补脾清心，适用于辅助治疗肺胃蕴热所致的痤疮等病症。
- ✅ **白果+猪肺：** 白果与猪肺搭配炖食，不仅可养心润肺，还能滋阴清热，增强人体机能。
- ✅ **白果+莲子+鸡肉：** 白果与莲子、鸡肉煲汤同食，对脾肾不足、面色苍白、神疲乏力等病症有一定的食疗作用。

配搭禁忌

- ❌ **白果+鳗鱼：** 白果有一定的毒性，二者均含有较复杂的生物活性物质，一起食用易产生不利于人体健康的生化反应。故二者不宜同食。

苦杏仁

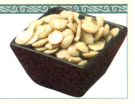

性味归经 苦杏仁性微温，味苦。有小毒。归肺经、大肠经。

黄金搭配

- ✅ **苦杏仁+大枣+鸡肉：** 苦杏仁与大枣、鸡肉搭配食用，不仅味道鲜美，而且能益气补血、增强人体机能，有利于人体健康。

搭配禁忌

- ❌ **苦杏仁+小米：** 苦杏仁与小米搭配食用，易引起身体不适，使人呕吐、泄泻，危害人体健康。故二者不宜同食。
- ❌ **苦杏仁+猪肉：** 苦杏仁与猪肉搭配食用，易引起腹痛、腹泻等症状，危害健康。故二者不宜同食。

罗汉果

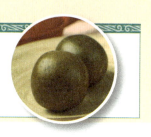

性味归经 罗汉果性凉，味甘。归肺经、大肠经。

黄金搭配

✅ **罗汉果+雪梨：** 二者搭配煮食，能清热滋阴、润喉消炎，适用于咽痛、咽干、音哑、咽喉部异物感及慢性咽炎等病症。

✅ **罗汉果+瘦猪肉：** 罗汉果清热润肺，与瘦猪肉搭配炖食，对咳嗽多痰等病症有较好的食疗作用。

✅ **罗汉果+猪肺：** 罗汉果与猪肺搭配炖食，能清热化痰、润肺止咳，对痰热咳嗽及风热咳嗽等病症有较好的食疗作用。

配搭禁忌

❌ **罗汉果+赤草：** 罗汉果与赤草搭配食用，易引起腹泻，不利于人体健康。故二者不宜同食。

川贝母

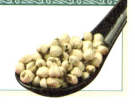

性味归经 川贝母性微寒，味苦、甘。归心经、肺经。

黄金搭配

✅ **川贝母+蒲公英+金银花：** 三者搭配食用，有解毒消肿的功效。

✅ **川贝母+雪梨+冰糖：** 三者搭配食用，可止咳化痰、润肺养阴，效果明显。

✅ **川贝母+豆腐：** 二者搭配炖食，能清热润肺、化痰止咳，对燥热咳嗽或肺虚久咳、咳吐不爽、大便干燥、舌红少苔等病症有较好的食疗作用。

配搭禁忌

❌ **川贝母+矾石：** 川贝母不宜与矾石搭配食用，会降低药效，不利于人体健康。故二者不宜同食。

第九节　　理血药之搭配宜忌速查

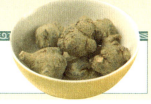

三　七　　**性味归经** 三七性温，味甘、微苦。归肝经、胃经。

黄金搭配

⊘ **三七+乌鸡：** 三七与乌鸡搭配煲食，可滋补强身，增强人体免疫力，对气血不足、面色萎黄或苍白等病症的食疗作用显著。

⊘ **三七+鸡蛋+藕汁：** 三七与鸡蛋、藕汁隔水蒸熟同食，可补血、活血、止血，对血虚血瘀所致的吐血、衄血、血色紫黑、血块凝滞等病症的食疗作用显著。

⊘ **三七+丹参+大枣：** 三七与丹参、大枣搭配食用，可补血、活血、疏肝理气，增强人体机能。

⊘ **三七+山楂+大米+蜂蜜：** 三七研细末，与山楂、大米同煮，再加入蜂蜜同食，可活血化瘀、理气止痛，有利于人体健康。

⊘ **三七+猪心+黑木耳+蛋清：** 三七与猪心、黑木耳、蛋清搭配食用，有助于益气养血、活血化瘀，提高人体免疫力。

⊘ **三七+延胡索粉+紫皮大蒜：** 三七与延胡索粉、紫皮大蒜搭配食用，可活血行气，提高人体免疫力。

⊘ **三七+鲍鱼+山楂：** 三七研细末与鲍鱼、山楂一起蒸熟食用；不仅能为人体提供丰富的营养，还可扶正固本、活血化瘀，尤其适合肿瘤患者，有一定的食疗作用。

⊘ **三七+雏鸽肉：** 三七与雏鸽肉炖煮同食，有助于大补气血、活血化瘀。

搭配禁忌

⊗ **三七+猪血或菠菜：** 三七中主要含有皂苷类成分，将其与猪血或菠菜一起食用，这些成分易与猪血或菠菜中所含的铁元素等结合生成不易消化的物质，降低药效。故不宜同食。

⊗ **三七+橘子或猕猴桃：** 三七中主要含有皂苷类成分，橘子或猕猴桃中富含维生素C，它们搭配食用，皂苷极易水解而失效。故不宜同食。

地 榆

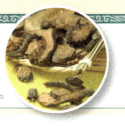

地榆性微寒，味苦、酸、涩。归肝经、大肠经。

黄金搭配

✅ **地榆+槐花+蜂蜜：** 地榆与槐花同煎取汁，兑入蜂蜜后饮用，可清热凉血、抗癌止血，对宫颈癌、阴道出血等病症有很好的食疗作用。

✅ **地榆+大米+白糖：** 地榆与大米同煮，加入白糖后食用，可清热凉血，对衄血、咯血、吐血、尿血、痔疮出血、崩漏、血痢不止及水烫伤、火烫伤、烧伤等病症有很好的食疗作用。

✅ **地榆+防风+槐角+猪肠：** 将地榆与防风、槐角置于猪肠中煮熟去药，再将猪肠切片，放回汤中，调味煮沸后食用，可祛风止血，对痔疮下血等病症的食疗作用显著。

✅ **地榆+干石耳：** 地榆与干石耳同炒食用，可清热解毒、疏肝降压，对高血压、高血脂等病症有较好的食疗作用。

搭配禁忌

❌ **地榆+乌梢蛇：** 地榆中含有鞣酸，与乌梢蛇中所含的蛋白质结合易生成不易消化的物质。二者搭配食用，容易引起呕吐、腹胀、腹痛、腹泻等胃肠道反应。故二者不宜同食。

❌ **地榆+海藻：** 地榆中所含的鞣酸可与海藻中所含的蛋白质、钙元素等结合易生成不易消化的物质，影响药效，并刺激消化道，引起身体不适。故二者不宜同食。

❌ **地榆+鱼类：** 地榆中含有鞣酸，鱼类中含有蛋白质、钙元素等。二者搭配食用，会刺激消化道，引发腹痛、呕吐、恶心或腹泻等症状。故二者不宜同食。

❌ **地榆+牛奶：** 地榆中所含的鞣酸可与牛奶中所含的蛋白质、钙元素等结合生成不易消化的物质，影响药效，引起身体不适，并可引发腹痛、呕吐、恶心或腹泻等症状。故二者不宜同食。

❌ **地榆+豆制品：** 地榆中所含的鞣酸可与豆制品中所含的蛋白质、钙元素等结合生成不易消化的物质，影响药效，并刺激消化道，引起身体不适。故二者不宜同食。

❌ **地榆+猪肉：** 地榆中含有鞣酸，猪肉中含有蛋白质、钙元素等。二者搭配食用，会刺激消化道，引发腹痛、呕吐、恶心或腹泻等症状。故二者不宜同食。

丹 参

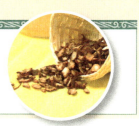

性味归经 丹参性微寒，味苦。归心经、肝经。

金搭配 ✔黄

⊘ **丹参+白酒：** 白酒泡丹参饮用，可温经活血、祛瘀止痛，对气血阻滞、瘀而化热所致的肢体不觉凉、反觉灼热不适者尤为适用。

❌搭配禁忌

❌ **丹参+醋：** 丹参微寒，可活血化瘀、扩张血管；而醋味酸，性温。二者性味、功能不同，同食易引起身体不适。故二者不宜同食。

❌ **丹参+榛子或蛋黄：** 丹参微寒，可活血化瘀、扩张血管；榛子或蛋黄属温热之物。二者性味不同，同食不利于人体健康。故二者不宜同食。

❌ **丹参+羊肝：** 丹参中含有的羟基、酮基易与羊肝中所含的钙、铁、镁等元素结合生成不易消化的物质，降低药物疗效。故二者不宜同食。

白茅根

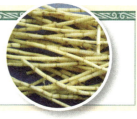

性味归经 白茅根性寒，味甘。归肺经、胃经、膀胱经。

✔黄金搭配

⊘ **白茅根+菠萝：** 白茅根水煎取汁，与菠萝搭配煮食，可清热利尿、止血。

⊘ **白茅根+白萝卜：** 白茅根与白萝卜搭配煮食，对硅肺有一定的食疗作用。

⊘ **白茅根+粳米：** 白茅根水煎取汁，与粳米煲粥同食，可凉血、止血、清热利尿，对鼻出血、小便不利、尿血等病症有较好的食疗作用。

⊘ **白茅根+藕节+生地黄：** 白茅根可清热止血，藕节可止血化瘀，生地黄清热滋阴，三者搭配食用，能清热消瘀、凉血、止血，对吐血、衄血之血分有热等病症有一定的食疗作用。

第十节　补益药之搭配宜忌速查

人参

性味归经 人参性微温，味甘、微苦。归肺经、脾经、心经、肾经。

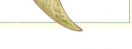

黄金搭配

☑ **人参+乳鸽：** 人参与乳鸽搭配炖食，可补虚扶弱，对气津不足、虚劳体弱、食少倦怠、虚寒气短、形体消瘦者尤为适宜。

☑ **人参+莲子：** 人参与莲子搭配炖食，可补气健脾，对病后体虚、食少、疲倦、自汗、泄泻等病症有一定的辅助食疗作用。

☑ **人参+黄精+鸡肉：** 人参与黄精、鸡肉煲汤同食，可养血补气、润发黑发、悦颜抗衰，对肝肾不足、脾胃不健或失于调养的容貌憔悴、肌肤不泽者尤为适宜。

☑ **人参+山药+鸡肉：** 人参与山药、鸡肉搭配炖食，可补气养血、健体驻颜，对气血虚弱、身体羸瘦、容颜憔悴、精神疲乏者尤为适宜。

☑ **人参+鳝鱼：** 人参与鳝鱼同食，可增强人体机能，对气血不足、体倦乏力、心悸气短、头晕眼花者尤为适宜。

☑ **人参+粳米：** 人参与粳米煲粥同食，对五脏虚衰、久病羸瘦、劳伤亏损、失眠健忘、性功能减退等病症有一定的辅助食疗作用。

☑ **人参+生姜+小米：** 三者煮粥同食，可补益元气，延缓衰老。

☑ **人参+龙眼：** 人参与龙眼均含有丰富的营养，二者搭配食用，不仅能滋养人体、增强体力，还能消除疲劳。

搭配禁忌

✕ **人参+白萝卜：** 人参味甘，性微温、补气，白萝卜味辛、性凉、通气行水。二者性味、功能相反，搭配食用，易引起身体不适，损害人体健康。故二者不宜同食。

✕ **人参+茶叶：** 人参中含有蛋白质、多糖等成分；茶叶中含有鞣酸，有一定的收敛作用。二者搭配食用，极易生成不易消化的物质，影响吸收而降低药效。故二者不宜同食。

✕ **人参+猪血或菠菜：** 人参中含有皂苷，易与猪血或菠菜中所含的铁元素等结合生成不易消化的物质。它们搭配食用，会影响吸收，降低药效。故不宜同食。

✕ **人参+橘子或猕猴桃：** 人参中含有皂苷，橘子或猕猴桃均味酸并富含维生素C。它们搭配食用，皂苷极易水解失效。故不宜同食。

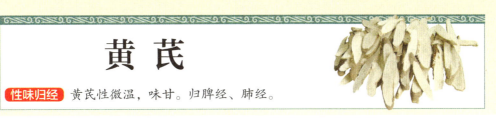

黄 芪

性味归经 黄芪性微温，味甘。归脾经、肺经。

黄金搭配

- ✅ **黄芪+鲤鱼：** 黄芪可补气固表，与鲤鱼搭配食用，对前列腺肥大、小便点滴不畅属气虚者尤为适宜。
- ✅ **黄芪+乌鸡：** 黄芪与乌鸡搭配炖食，可补气血、调经血，对月经不调属气血两虚、肾精不足者尤为适宜。
- ✅ **黄芪+猪里脊肉：** 黄芪与猪里脊肉搭配食用，可补肾养血、益气固表，对自汗、盗汗、浮肿、内伤劳倦、脾虚泄泻、气衰血虚、老年体虚，以及产后体虚或久病体弱等病症有很好的食疗作用。
- ✅ **黄芪+胡萝卜+山药+猪肚：** 黄芪与胡萝卜、山药、猪肚搭配炖食，可补虚弱、丰满肌肉，对脾胃虚弱者、消化不良者及身体消瘦者尤为适宜。
- ✅ **黄芪+鸡肉：** 黄芪与鸡肉搭配炖食，可补中益气、养精血，适用于内伤劳倦者、脾虚泄泻者、气衰血虚者。
- ✅ **黄芪+银耳：** 黄芪与银耳搭配煎服，对白细胞减少等病症有很好的食疗作用。
- ✅ **黄芪+鲜芦笋+瘦猪肉：** 黄芪与鲜芦笋、瘦猪肉搭配煮服，可益气和中、除烦止呕，有利于人体健康。
- ✅ **黄芪+山药+羊肉：** 黄芪、山药搭配羊肉炖食，可补气升阳、健脾养胃，对脱肛、子宫下垂、久泻等病症的食疗作用显著。

搭配禁忌

- ❌ **黄芪+白萝卜：** 黄芪可补气，而白萝卜通气。二者功能相悖，搭配食用，会引起身体不适，危害健康。故二者不宜同食。
- ❌ **黄芪+茶叶：** 茶叶中含有鞣酸，与黄芪同服会影响人体对中药有效成分的吸收，降低药效。故二者不宜同食。
- ❌ **黄芪+大蒜：** 大蒜中含有蒜素，会刺激胃黏膜，使黏膜充血，影响黄芪的药效。故二者不宜同食。

白 术

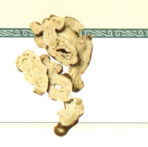

性味归经 白术性温，味甘、苦。归脾经、胃经。

● 黄金搭配

⊘ **白术+金樱子+猪膀胱：** 白术与金樱子、猪膀胱三者搭配食用，可补肾、固精、止带，有利于人体健康。

⊘ **白术+猪肚：** 白术可健脾益气，与猪肚搭配炖食，能提高人体免疫力，对胃下垂有很好的食疗作用。

⊘ **白术+桑葚：** 白术与桑葚搭配煎服，可健脾养血，经常食用有利于人体健康。

⊘ **白术+山药+枸杞子：** 白术与山药、枸杞子搭配食用，可健脾养肾、强壮肌肉，有利于人体健康。

⊘ **白术+陈皮+鸡蛋+面粉：** 白术与陈皮水蒸变软，切碎，与鸡蛋、面粉等混合做成油酥薄饼，煎熟后食用，可健脾化痰、益气止眩，增强人体机能。

⊘ **生白术+白糖：** 生白术晒干研末，与白糖和匀，加水调拌成糊状，隔水蒸或置饭锅上蒸熟食用，可健脾摄涎，对于小儿流涎等病症有很好的食疗作用。

⊗ 搭配禁忌

⊗ **白术+梨：** 白术性温，梨性凉。二者性味相反，搭配食用会引起身体不适。故二者不宜同食。

⊗ **白术+白菜：** 白术性温，可温和健脾；而白菜性味甘冷。二者药理相反，搭配食用，会引起身体不适。故二者不宜同食。

⊗ **白术+大蒜：** 白术中含有挥发油，而大蒜辛温香窜。二者搭配食用，易互相融合，使药性燥烈。故二者不宜同食。

⊗ **白术+桃子或李子：** 白术苦温燥湿；而桃子或李子味甘酸、性热，多食令人生火。它们搭配食用，会使药性更加燥烈，干扰药效，产生不良反应。故不宜同食。

⊗ **白术+雀肉：** 白术中含有苍术酮、苍术醇等物质，易与雀肉中所含的某些成分发生不良反应，降低药效，损害人体健康。故二者不宜同食。

枸杞子

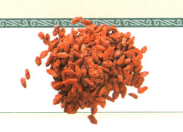

性味归经 枸杞子性平，味甘。归肝经、肾经。

黄金搭配

⊘ **枸杞子+玉米+豌豆：** 枸杞子和玉米、豌豆搭配煮粥食用，具有润肠通便的功效，而且枸杞子玉米豌豆粥味道鲜美，鲜香可口；色泽美观，特别适合小儿食用。

⊘ **枸杞子+草莓：** 枸杞子与草莓搭配食用，可补气养血。

⊘ **枸杞子+竹笋：** 枸杞子与竹笋搭配炖食，可滋阴、清热，对目赤肿痛、咽喉疼痛等病症有很好的食疗作用。

⊘ **枸杞子+黑芝麻+糯米：** 枸杞子能补肾益精、养肝明目、补血安神；黑芝麻有养发的功效；而糯米能补中益气。三者搭配煮粥食用既可乌发防脱，又能滋阴。

⊘ **枸杞子+白萝卜+鸡肉：** 枸杞子与白萝卜、鸡肉搭配炖食，可补血养血、健脾和胃，对老年人及心脑血管疾病患者尤为适宜。

⊘ **枸杞子+羊肉：** 枸杞子与羊肉搭配烩食，可增强人体机能，对肾阳不足、腰膝酸痛及性功能减退等病症有一定的辅助食疗作用。

⊘ **枸杞子+牛肉：** 枸杞子与牛肉搭配烩食，可健脾、益精、补血，提高人体免疫力。

⊘ **枸杞子+菊花：** 枸杞子与菊花搭配泡服，可滋阴补肾、疏风清肝，对头晕目眩者尤为适宜。

⊘ **枸杞子+百合：** 枸杞子与百合搭配烩食，可补肾养血、清热除烦、宁心安神，提高人体免疫力。

配搭禁忌

⊗ **枸杞子+茶叶：** 枸杞子与茶叶一同泡饮，容易生成人体难以吸收的物质，损害健康。故二者不宜同食。

⊗ **枸杞子+红参：** 枸杞子与红参搭配食用，易降低二者的药效。故二者不宜同食。

阿 胶

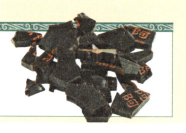

性味归经 阿胶性平，味甘。归肺经、肝经、肾经。

✅ **阿胶+鸡蛋：**阿胶与鸡蛋搭配食用，可补血、滋阴、安胎，对阴血不足所致的胎动不安、烦躁等病症有一定的食疗作用。

✅ **阿胶+鸡肉：**阿胶与鸡肉搭配食用，可滋阴、补血、增强体质，对体虚、产后贫血有较好的食疗作用，有助于患者康复、保健。

✅ **阿胶+枸杞子：**枸杞子水煎取汁，将阿胶兑入服用，可滋阴补血、养胎安胎，适用于妊娠中后期。

✅ **阿胶+糯米：**阿胶与糯米煮粥同食，可养血益气、安胎，对脾肾亏虚的崩漏、胎动不安者尤为适用。

✅ **阿胶+黄酒+黑芝麻+核桃+龙眼+大枣+冰糖：**阿胶置黄酒内浸泡后，加入黑芝麻、核桃、龙眼、大枣蒸熟，再加入冰糖同服，可增强人体机能，补气养血、悦颜美肤。

✅ **阿胶+牛奶：**阿胶碎成细粉状，加入牛奶温服，可养血滋阴、润肠通便，对于血虚症者尤为适宜。

✅ **阿胶+大枣+黄酒：**阿胶与大枣、黄酒搭配食用，可补血养颜、益智乌发、增强体质，有利于人体健康。

✅ **阿胶+梨+蜂蜜：**阿胶与梨、蜂蜜同煮，喝汤吃梨，可滋阴、润肺、止渴，对久病肺燥、咳嗽无痰等病症有很好的食疗作用。

✅ **阿胶+海螵蛸+肉桂+皂矾：**阿胶与海螵蛸、肉桂、皂矾搭配食用，可补血、生血、止血，对血虚症、缺铁性贫血、再生障碍性贫血等病症的食疗作用显著。

❌ **阿胶+白萝卜：**阿胶补气，白萝卜顺气助消化，二者搭配食用，功效会抵消，不利于症状的缓解。故二者不宜同食。

❌ **阿胶+大黄：**大黄苦寒，阿胶与大黄搭配食用，易抑制药效，不利于症状的缓解。故二者不宜同食。

何首乌

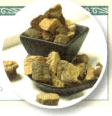

性味归经 何首乌性微温，味苦、甘、涩。归肝经、心经、肾经。

黄金搭配

⊘ **何首乌+猪肝+枸杞子：**何首乌有补肝益肾、益精血、乌须发的功效；猪肝含有丰富的蛋白质、维生素A、维生素B_1、维生素B_2及铁元素等大脑所需的营养成分。何首乌与猪肝、枸杞子搭配炖食，可补肝、养血、益肾、明目，常食可益智、延缓衰老。

⊘ **何首乌+鸡肉：**何首乌与鸡肉搭配炖食，可补肝养血、滋肾益精，对血虚、肝肾阴虚所引起的头昏眼花、失眠多梦、脱肛、子宫脱垂、遗尿、神经衰弱等病症的食疗作用显著。

⊘ **何首乌+鸡蛋：**何首乌与鸡蛋搭配食用，可补肝肾、益精血、抗早衰，对血虚体弱、头晕眼花、须发早白、未老先衰、遗尿、遗精、脱发及血虚便秘等病症有一定的食疗作用。

⊘ **何首乌+紫菜+豆腐+虾仁：**何首乌与紫菜、豆腐、虾仁搭配食用，可滋补肝肾、益气和中、清热解毒，对慢性肝炎患者尤为适宜。

⊘ **何首乌+牛肉+黑豆+龙眼+大枣：**何首乌与牛肉、黑豆、龙眼、大枣搭配食用，可益精、补肝肾、强筋壮骨、补虚损，对胃弱脾虚，腰膝乏力等病症有很好的食疗作用。

⊘ **何首乌+粳米+大枣：**何首乌煎取浓汁，加入粳米、大枣，用小火煮粥，趁热服用，可以有效提高人体免疫力，尤其适用于脂溢性脱发患者。

搭配禁忌

⊗ **何首乌+动物血：**何首乌中含有鞣酸，而动物血中通常含有铁元素。鞣酸遇铁元素会生成不易溶解的物质，影响吸收。故二者不宜同食。

⊗ **何首乌+白萝卜或大葱或大蒜：**何首乌可补益肝肾、滋阴养血，白萝卜辛辣破气，大葱或大蒜辛辣动火。何首乌与它们搭配食用会降低药效。此外，大葱能发表通阳，与何首乌性能相反，也会降低药效。故不宜同食。

⊗ **何首乌+黑鱼：**何首乌与黑鱼搭配食用，会降低药效，不利于症状的缓解。故二者不宜同食。

当归

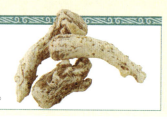

性味归经 当归性温，味甘、辛。归肝经、心经、脾经。

黄金搭配

☑ **当归+山楂+大枣：** 当归与山楂、大枣一同煎服，可活血祛瘀、散寒止痛，对冻疮有一定的食疗作用。

☑ **当归+干姜：** 当归与干姜研末后同服（服用的剂量可遵医嘱），可增强人体机能，对于产后腹痛、胁肋胀满患者尤为适用。

☑ **当归+玉米须：** 当归与玉米须搭配，入烟斗点燃吸食，对鼻渊及慢性鼻窦炎有较好的食疗作用。

☑ **当归+粳米：** 当归与粳米同煮粥食，可健脾和胃、活血止痛，对气血虚弱所致的痛经、经血量少、色淡质稀等病症有一定的缓解作用。

☑ **当归+龙眼+鸡肉：** 当归与龙眼、鸡肉一同炖食，可提供丰富的营养，增强人体机能，对产后体虚者尤为适宜。

☑ **当归+鸡肉+面条：** 当归与鸡肉、面条一同炖食，可提高人体造血功能，改善贫血状况。

☑ **当归+鹌鹑蛋+河蚌：** 当归可补血调经、润肠通便，与鹌鹑蛋、河蚌搭配煮食，不仅能补血、养血，还可益精壮阳，有利于人体健康。

☑ **当归+猪胫骨：** 当归与猪胫骨搭配炖食，既能益肝肾，又可强筋骨、壮腰脊，对骨折恢复期患者尤为适用。

☑ **当归+生姜+羊肉：** 当归与生姜、羊肉搭配煲汤同食，可增强人体机能，对产后体虚者尤为适宜。

☑ **当归+党参+猪肾：** 当归、党参煎汁后烩炒猪肾同食，可为人体提供丰富的营养，增强人体免疫力，对肾精亏损所致的心悸、气短、腰膝酸痛、失眠、自汗等病症有较好的食疗作用。

配搭禁忌

❌ **当归+湿面：** 当归可补血调经、活血止痛；湿面所配的盐酱咸寒多汁，与当归药性不相协调。二者搭配食用，易引起身体不适，不利于人体健康。故二者不宜同食。

第十一节　　理气、安神药之搭配宜忌速查

陈 皮

性味归经 陈皮性温，味苦、辛。归肺经、脾经。

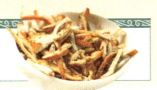

黄金搭配

⊘ **陈皮+生姜：** 陈皮可理气健脾，与生姜一同煎服，对老年胃寒疼痛有很好的食疗作用。

⊘ **陈皮+高粱+鲫鱼：** 陈皮与高粱、鲫鱼一同炖服，可健脾和中、利湿消肿，对脾虚气滞所致的妊娠水肿患者大有裨益。

配伍禁忌搭

✗ **陈皮+半夏：** 陈皮燥湿助热，半夏性温燥湿。二者搭配食用，对阴虚咳嗽生痰者尤为不适。故二者不宜同食。

酸枣仁

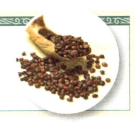

性味归经 酸枣仁性平，味甘、酸。归心经、肝经、胆经。

黄金搭配

⊘ **酸枣仁+茯神：** 酸枣仁与茯神一同煎服，可提高人体免疫力，对虚烦不眠、惊恐不安的夜啼者尤为适宜。

⊘ **酸枣仁+羊肝：** 酸枣仁水煎取汁，与羊肝烩食，可补肝养血、宁心安神，对因贫血引起的心神不安、烦热不眠等病症有很好的食疗作用。

配伍禁忌搭

✗ **酸枣仁+辛辣食物：** 在服用酸枣仁期间食用辛辣食物，不利于症状的缓解。故二者不宜同食。

第十二节　固涩药之搭配宜忌速查

五倍子

性味归经 五倍子性寒，味酸、涩。归肺经、肾经、大肠经。

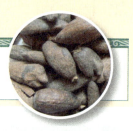

黄金搭配

✅ **五倍子+绿茶+醪糟：** 五倍子与绿茶、醪糟搭配食用，可提高免疫力，对久咳痰多等病症有较好的食疗作用。

✅ **五倍子+蜂蜜：** 五倍子水煎取汁，加入蜂蜜一同饮用，久食可补肾益气，对虚寒、肺虚、肾虚、久泻久痢、痔血、便血等病症有很好的食疗作用。

✅ **五倍子+明矾+乌梅+大黄+甘草：** 五倍子与明矾、乌梅、大黄、甘草同煮取汁饮用，可起到止血的作用，对消化道出血等病症的食疗作用显著。

搭配禁忌

❌ **五倍子+乌梢蛇：** 五倍子中含有鞣酸，易与乌梢蛇中所含的蛋白质、钙元素等生成不易消化的物质。二者搭配食用会刺激肠胃并引起腹痛、呕吐、恶心或腹泻等症状。故二者不宜同食。

❌ **五倍子+海藻：** 五倍子中含有鞣酸，海藻中含有蛋白质、钙元素等，二者结合易生成不易消化的物质，影响人体对营养的吸收，还可引起呕吐、腹胀、腹痛、腹泻等症状。故二者不宜同食。

❌ **五倍子+鱼类：** 五倍子中所含的鞣酸易与鱼类中所含的蛋白质、钙元素等结合生成不易消化的物质。二者搭配食用，会降低药效。故二者不宜同食。

❌ **五倍子+海参：** 五倍子中含有鞣酸，海参中所含的蛋白质、钙元素易与鞣酸结合生成不易消化的物质。二者搭配食用，会影响吸收。故二者不宜同食。

❌ **五倍子+牛奶：** 五倍子中所含的鞣酸可与蛋白质、钙元素等结合生成不易消化的物质。二者搭配食用，易引起消化道不适。故二者不宜同食。

❌ **五倍子+豆类制品：** 五倍子中所含的鞣酸可与豆类制品中所含的蛋白质、钙元素等结合生成不易消化的物质。二者搭配食用，易出现腹痛、呕吐、恶心或腹泻等症状。故二者不宜同食。

❌ **五倍子+猪肉：** 五倍子中所含的鞣酸易与猪肉中所含的蛋白质、钙元素等结合生成不易消化的物质。二者搭配食用，会降低药效。故二者不宜同食。

石榴皮

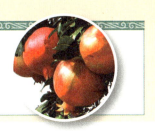

性味归经 石榴皮性温，味酸、涩。归大肠经。

● 黄金搭配

⊘ **石榴皮+玉米：** 石榴皮可涩肠止泻，与玉米共研细末后服用（服用的剂量可遵医嘱），可增强人体机能，对消化不良引起的腹泻等病症有较好的食疗作用。

⊘ **石榴皮+红糖或白糖：** 石榴皮水煎取汁，加入红糖或白糖一同饮用，可提高免疫力，对腹泻的食疗作用显著。

⊗ 搭配禁忌

⊗ **石榴皮+土豆：** 石榴皮含有大量的鞣酸，易与土豆中所含的钙元素等结合生成不易消化的物质。二者搭配食用，会刺激消化道，引起身体不适，还会出现腹痛、呕吐、恶心或腹泻等症状。故二者不宜同食。

⊗ **石榴皮+螃蟹：** 石榴皮含有大量的鞣酸，与螃蟹搭配食用，可与螃蟹中所含的蛋白质、钙元素等结合生成不易消化的物质，影响人体对营养的吸收，还容易出现腹痛、呕吐等症状。故二者不宜同食。

⊗ **石榴皮+乌梢蛇：** 石榴皮中富含鞣酸，易与乌梢蛇中所含的蛋白质结合生成不易消化的物质。二者搭配食用，会引起呕吐、腹胀、腹痛、腹泻等症状。故二者不宜同食。

⊗ **石榴皮+鱼类：** 石榴皮含有大量的鞣酸，易与鱼类中所含的蛋白质、钙元素等结合生成不易消化的物质，影响人体对营养的吸收，还会出现腹痛、呕吐、恶心或腹泻等症状。故二者不宜同食。

⊗ **石榴皮+海参：** 石榴皮含有大量的鞣酸，海参含有丰富的蛋白质和钙元素。二者搭配食用，可使蛋白质凝固，影响人体对营养的吸收，还容易出现恶心、呕吐、腹痛等症状。故二者不宜同食。

⊗ **石榴皮+海藻：** 石榴皮中所含的鞣酸与海藻中所含的蛋白质、钙元素等结合生成不易消化的物质，影响人体对营养的吸收。同时，鞣酸钙还会刺激消化道并引起身体不适。故二者不宜同食。

⊗ **石榴皮+牛奶或豆类制品：** 石榴皮中所含的鞣酸可与牛奶或豆类制品中所含的蛋白质、钙元素等结合生成不易消化的物质，影响人体对营养的吸收，还会出现恶心、呕吐、腹痛等症状。故不宜同食。

乌 梅

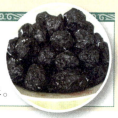

性味归经 乌梅性平,味酸、涩。归肺经、肝经、脾经、大肠经。

黄金搭配

✅ **乌梅+马齿苋:** 乌梅与马齿苋同煎饮汁,可增强人体机能,对暑邪伤阴等病症有一定的食疗作用。

✅ **乌梅+大枣:** 乌梅与大枣一同煮食,可为人体提供丰富的营养,对热病后口干喜唾、咽痛患者尤为适用。

✅ **乌梅+生姜:** 乌梅与生姜同煎饮汁,可提高人体免疫力,对妊娠恶阻等病症有较好的食疗作用。

配禁忌搭

❌ **乌梅+猪肉:** 乌梅性能收敛、止泻止痢,猪肉则助湿生痰,二者功能相悖,若搭配食用,会引起身体不适。故二者不宜同食。

山茱萸

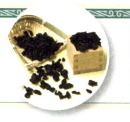

性味归经 山茱萸性微温,味酸、涩。归肝经、肾经。

黄金搭配

✅ **山茱萸+山药:** 山茱萸与山药搭配食用,不仅能为人体提供丰富的营养,还可补肾涩精,对小儿遗尿有较好的食疗作用。

✅ **山茱萸+山药+粳米:** 山茱萸与山药、粳米搭配同煮粥食,可补肾敛精、调理冲任,对崩漏有较好的食疗作用。

配禁忌搭

❌ **山茱萸+猪心:** 山茱萸与猪心搭配食用,会产生不良反应,引起身体不适,危害健康。故二者不宜同食。

第十三节 消导药之搭配宜忌速查

麦 芽

性味归经 麦芽性平，味甘。
归脾经、胃经。

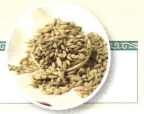

黄金搭配

◎ **麦芽+青皮：** 麦芽与青皮煎汁配饮，不仅可益胃疏肝，还能消食化滞，对两胁疼痛、胃胀、食欲不振等病症有一定的食疗作用。

◎ **麦芽+山楂：** 麦芽与山楂均可消食，二者一同煎服，可增强人体免疫力，对消化不良、食欲不振等病症的食疗作用显著。

◎ **麦芽+青蒿：** 麦芽可行气消食，青蒿能清热解暑。二者搭配煮水同服，可预防中暑，并能增强人体机能，有利于人体健康。

◎ **麦芽+枳壳：** 麦芽与枳壳一同煎服，可增强人体机能，有利于健康，适用于回乳者。

◎ **麦芽+粳米：** 麦芽与粳米煮粥同食，不仅可以健脾开胃，还有消食的功效，对小儿厌食、乳食停滞等病症有一定的食疗作用。

◎ **麦芽+鸡内金：** 麦芽与鸡内金炒后共研成细末服用（服用的剂量可遵医嘱），可增强人体机能，对小儿消化不良等病症有很好的食疗作用。

◎ **麦芽+赤小豆：** 麦芽与赤小豆搭配同煮粥食，可提高人体免疫力，对水肿有较好的食疗作用。

◎ **麦芽+茵陈+陈皮：** 麦芽与茵陈、陈皮搭配水煎饮用，可增强人体机能，对肝炎引起的胸闷和食欲不振等病症有明显的食疗作用。

◎ **炒麦芽+鲫鱼：** 炒麦芽放入洗净的鲫鱼鱼腹中，加适量清水，隔水蒸熟调味食用，二者搭配食用，可增强人体机能，对妊娠呕吐引起的脾胃虚弱等病症有明显的食疗作用。

◎ **炒麦芽+神曲：** 炒麦芽与神曲搭配水煎服用，可增强人体机能，对小儿伤食有明显的食疗作用。

◎ **麦芽+白糖：** 麦芽与白糖同煮饮用，可和胃、导滞，对慢性肝炎、消化不良等病症的食疗作用颇佳。

配禁忌搭

✗ **麦芽+石菖蒲：** 麦芽可行气消食、回乳消胀，石菖蒲可祛除风寒湿痹、醒神益智，但二者药性相忌，搭配食用会影响药效。故二者不宜同食。

鸡内金

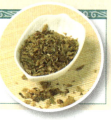

性味归经 鸡内金性平，味甘。归脾经、胃经、小肠经、膀胱经。

黄金搭配

⊘ **鸡内金+鳝鱼或麻雀肉：** 鸡内金可健胃消食，与鳝鱼或麻雀肉一同煮食，可增强人体机能，对营养不良的小儿患者尤为适宜。

⊘ **鸡内金+白面粉：** 鸡内金与白面粉搭配食用，不仅可健脾消食，还有理气的功效，对老年人气虚、痰气郁结、胸胁胀满等病症的食疗作用甚佳。

⊘ **鸡内金+山药+糯米：** 鸡内金与山药、糯米同煮粥食，不仅可活血调经，还能健胃消食，对气滞血瘀所致的闭经等病症有很好的食疗作用。

⊘ **鸡内金+白糖：** 鸡内金煎煮取汁，加白糖同饮，可健胃消食，增强人体机能，主要适用于辅助治疗饮食停滞而兼有脾虚、小儿疳积等病症。

⊘ **鸡内金+陈皮+砂仁+粳米+白糖：** 鸡内金和陈皮、砂仁共同研末，与粳米一同煮粥，加入白糖后食用，可消积健脾，对消化不良所致的肚腹胀大、大便黏滞等病症有很好的食疗作用。

⊘ **鸡内金+桑螵蛸+黄芪+牡蛎+大枣：** 鸡内金与桑螵蛸、黄芪、牡蛎、大枣水煎同服，可增强人体机能，对小儿遗尿的食疗作用显著。

⊘ **鸡内金+糯米粉：** 鸡内金研成粉末，糯米蒸熟晒干或烘干磨成细粉，将二者混合后同服（服用的剂量可遵医嘱），可健胃消食、补中益气，有利于人体健康，对胃下垂等病症有较好的食疗作用。

⊘ **鸡内金+羊肉+大枣+干姜：** 鸡内金与羊肉、大枣、干姜搭配食用，可有效增强人体机能，适用于辅助治疗脾胃虚寒所致的慢性肠炎及脘腹冷痛、肠鸣泄泻、大便水样等病症。注意：肠胃湿热泄泻、外感发热者不宜食用。

搭配禁忌

⊗ **鸡内金+辛辣食物：** 在服用鸡内金时，同食辛辣食物，易刺激肠胃，引起身体不适，同时也不利于症状的缓解。故二者不宜同食。

⊗ **鸡内金+动物肝脏：** 鸡内金与动物肝脏搭配食用，不利于药效的发挥，还容易引起身体不适。故二者不宜同食。

⊗ **鸡内金+肥肉：** 鸡内金与肥肉搭配食用，容易引起腹胀。故二者不宜同食。

第三章

60种常见西药之搭配禁忌

日常生活中的西药，在使用方面有自己的规则，它们与很多食物或药物之间存在着相互对抗、相互制约的关系。药食相融、功力相助，搭配效力才会倍增。如果不小心搭配错误，那么会降低药物应有的药效，甚至还会导致中毒或产生各种不良反应，危害人体健康，须特别注意。

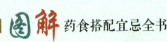

第一节　维生素类药物之搭配禁忌速查

维生素A

药食搭配禁忌

⊗ **维生素A+米汤：** 维生素A与米汤同服，其中的维生素A会被破坏，不利于人体对营养的吸收和利用。

⊗ **维生素A+黑木耳：** 在服用维生素A时食用黑木耳，可造成药物蓄积。此外，黑木耳中所含的某些化学成分对维生素A的合成也有一定的破坏作用。

⊗ **维生素A+银耳：** 维生素A与银耳同服，银耳中所含的矿物质会破坏维生素A的药效，不利于症状的缓解。

⊗ **维生素A+酒类：** 维生素A的主要功能是将视黄醇转化为视黄醛。如果与酒类同服，会致使视黄醇转化为视黄醛的过程受阻，影响视黄醇的生理变化，进而降低药效。

药药搭配禁忌

⊗ **维生素A+新霉素或卡秀霉素：** 维生素A与新霉素或卡秀霉素同服，会干扰胆酸的生理活性，抑制胰脂肪酶的作用，引起小肠黏膜的形态学改变，从而减少人体对维生素A的吸收。

⊗ **维生素A+糖皮质激素：** 维生素A与糖皮质激素（如泼尼松、可的松等）有药理性拮抗作用，会使药效降低。

⊗ **维生素A+消胆胺：** 维生素A与消胆胺同服，易降低胆固醇，影响人体对维生素A的吸收。

⊗ **维生素A+液体石蜡：** 维生素A与液体石蜡同服，会影响人体对维生素A的吸收，不利于健康。

温馨提示

　　补充维生素A应遵医嘱。维生素A是脂溶性维生素，无法经肝脏排出，过量服用可能引发头痛、头晕、食欲不振等不良反应，尤其对孕妇而言，过量摄入易致胎儿畸形。

维生素B$_1$

⊗ **维生素B$_1$+茶叶：** 茶叶中含有大量鞣酸，与维生素B$_1$同服，鞣酸会与维生素B$_1$结合生成不易消化的物质，不利于人体对维生素B$_1$的吸收和利用。

⊗ **维生素B$_1$+酒类：** 维生素B$_1$与白酒或啤酒等酒类同服，会降低机体对维生素B$_1$的吸收能力。久服含酒精的饮料后，若不及时补充维生素B$_1$，易导致慢性酒精中毒，严重者还会引发酒精精神病，甚至产生幻觉和妄想，最终会发展为严重的科尔萨科夫综合征（表现为记忆力极度丧失）和韦尼克脑病（昏睡及癫痫发作为表现症状）。

⊗ **维生素B$_1$+生鱼或蛤蜊：** 维生素B$_1$与生鱼或蛤蜊同服，生鱼或蛤蜊中的维生素B$_1$分解酶可能会降低维生素B$_1$的药效。为了避免这一情况，可以在食用生贝类时多蘸醋或用开水烫一下，以减弱或失去分解酶的活性，从而减少对维生素B$_1$的分解作用。

⊗ **维生素B$_1$+蕨菜：** 蕨菜中所含的维生素B$_1$分解酶会把维生素B$_1$破坏殆尽，不利于人体对维生素B$_1$的吸收。

⊗ **维生素B$_1$+氢氧化铝凝胶：** 维生素B$_1$与氢氧化铝凝胶同服，氢氧化铝凝胶具有的吸附作用会降低人体对药物的吸收，从而降低药效。

⊗ **维生素B$_1$+碳酸氢钠或巴比妥类药物：** 维生素B$_1$与碳酸氢钠或巴比妥类药物同服，易引起碳酸氢钠或巴比妥类药物分解，但维生素B$_1$可减轻巴比妥类药物所引起的戒断症状。

⊗ **维生素B$_1$+含酒精的药物：** 维生素B$_1$与含酒精的药物（如风湿酒、鹿茸精注射液等）同服，易损害胃黏膜，影响人体对维生素B$_1$的吸收，使药效降低。

⊗ **维生素B$_1$+含鞣酸的中药：** 维生素B$_1$与含鞣酸的中药（如大黄、地榆、石榴皮、槟榔、仙鹤草、钩藤、麻黄等）同服，中药中所含的鞣酸会降低人体对维生素B$_1$的吸收。

维生素B$_2$

药食搭配禁忌

⊗ **维生素B$_2$+高蛋白或高脂肪食物：** 在服用维生素B$_2$期间，过食高蛋白或高脂肪食物（如肥肉、鸡蛋、牛奶等），可加快肠内容物通过速度，导致肠蠕动增强或腹泻，从而降低人体对维生素B$_2$的吸收，影响药效，使症状得不到缓解。

⊗ **维生素B$_2$+酒类：** 维生素B$_2$在酒精中的溶解度较低，与酒类同服，可造成维生素B$_2$的缺乏，使药效降低。

⊗ **维生素B$_2$+咖啡：** 咖啡中含有较多的咖啡因、单宁酸等物质，这些物质会影响人体对维生素B$_2$的吸收，降低其药效。

药药搭配禁忌

⊗ **维生素B$_2$+甲状腺素：** 维生素B$_2$与甲状腺素同服，会加速肠道蠕动，降低人体对维生素B$_2$中有效成分的吸收和利用。

⊗ **维生素B$_2$+红霉素或四环素或链霉素等：** 维生素B$_2$与红霉素或四环素或链霉素等同服，会降低这些药物的抗菌活性。

⊗ **维生素B$_2$+含大黄的制剂：** 维生素B$_2$与含大黄的制剂（如大承气汤、大黄黄连汤、大黄牡丹汤等）同服，会降低大黄的抑菌作用，使药效减弱。

维生素B$_6$

搭配禁忌 药食

⊗ **维生素B$_6$+含硼的食物：** 维生素B$_6$与含硼的食物（如茄子、南瓜、胡萝卜、萝卜缨等）同服，易在体内生成络合物，影响人体对维生素B$_6$的吸收和利用，从而降低药效，不利于症状的缓解。

⊗ **维生素B$_6$+雌激素：** 维生素B$_6$与雌激素同服，雌激素的转化产物可与维生素B$_6$竞争酶蛋白，从而促进维生素B$_6$的排泄，降低其药效。另外，雌激素还可增加色氨酸代谢中维生素B$_6$的需要量，从而导致体内维生素B$_6$的相对不足。

⊗ **维生素B$_6$+环丝氨酸：** 维生素B$_6$与环丝氨酸同服，前者可与后者生成络合物而使排泄增加，不利于人体健康。

⊗ **维生素B$_6$+氯霉素：** 维生素B$_6$与氯霉素同服，后者可拮抗维生素B$_6$或增加维生素B$_6$经肾脏的排泄量，易引起贫血或周围神经炎，危害人体健康。

⊗ **维生素B$_6$+含鞣酸的中药：** 维生素B$_6$与含鞣酸的中药（如地榆、石榴皮、大黄等）同服，鞣酸会与维生素B$_6$结合，生成不易消化的物质，从而降低药效，不利于症状的缓解。

维生素B$_{12}$

⊗ **维生素B$_{12}$+酒类：** 维生素B$_{12}$与酒类或含酒精的饮料同服，酒精会消耗体内大量的B族维生素，降低维生素B$_{12}$的功效。

⊗ **维生素B$_{12}$+雌激素：** 维生素B$_{12}$与雌激素同服，雌激素的转化产物可与维生素B$_{12}$竞争酶蛋白，从而促进维生素B$_{12}$的排泄，降低其药效。另外，雌激素还可增加色氨酸代谢中维生素B$_{12}$的需要量，从而导致体内维生素B$_{12}$的相对不足。

⊗ **维生素B$_{12}$+苯乙双胍：** 维生素B$_{12}$与苯乙双胍同服，苯乙双胍能抑制酶系统，影响维生素B$_{12}$的吸收和利用，不利于症状的缓解。

⊗ **维生素B$_{12}$+对氨基水杨酸钠：** 维生素B$_{12}$与对氨基水杨酸钠同服，后者会间接影响人体对前者的吸收。

维生素C

⊗ **维生素C+猪肝：** 维生素C与猪肝同服，猪肝中含有的铜元素、铁元素等可使维生素C失去原有的生物功能，从而降低药效或导致药效丧失。

⊗ **维生素C+牛奶：** 牛奶中富含维生素B_2，而维生素B_2具有一定的氧化性。在服用维生素C期间，同食牛奶，则维生素C易被氧化，而维生素B_2本身还原，二者同时失效。

⊗ **维生素C+菠菜或茶叶等：** 维生素C属酸性药物，服用期间过食菠菜或茶叶等碱性食物，会导致酸碱中和，从而降低疗效。

⊗ **维生素C+虾等水产品：** 虾等水产品含有大量无毒的五价砷，与维生素C同服时可使其转变为三价砷，三价砷即砒霜，会危害人体健康。

⊗ **维生素C+龙胆泻肝丸：** 龙胆泻肝丸含有各种苷类，如龙胆苦苷、柴胡皂苷、黄芩苷等，在维生素C和胃酸的强酸作用下，可引起苷类分解，降低其药效。

⊗ **维生素C+磺胺药：** 维生素C与磺胺药同服，可使尿液酸化，pH值下降，易导致结晶尿，大剂量服用会损害肾脏。如确需两药同服，可间隔2小时服用。

⊗ **维生素C+氢氧化铝凝胶：** 维生素C与具有吸附作用的氢氧化铝凝胶同服，可使人体对维生素C的吸收减少，降低药效。

⊗ **维生素C+氨茶碱：** 氨茶碱属碱性药，维生素C属酸性药，二者同服，可因酸碱中和而降低彼此的药效。

⊗ **维生素C+阿司匹林：** 二者同服，阿司匹林会降低维生素C的胃肠道吸收和生物利用度，使其药效降低。

⊗ **维生素C+红霉素或庆大霉素：** 红霉素和庆大霉素在酸性环境中极不稳定，它们与维生素C同服，其药效和抗菌活性均会下降。因此，尽量不要同服。

⊗ **维生素C+钙片：** 大剂量补充维生素C的同时服用钙片或钙剂，二者容易在尿中生成草酸钙结晶，影响人体健康。

维生素D

搭配禁忌 药食

⊗ **维生素D+米汤：** 维生素D与米汤同服，米汤中含有一种脂肪氧化酶，能溶解和破坏维生素D，使药效降低或失效。

⊗ **维生素D+黑木耳：** 在服用维生素D时同食黑木耳，易造成药物蓄积而不易被人体吸收。

药药搭配禁忌

⊗ **维生素D+氢氧化铝：** 服用维生素D期间同时服用氢氧化铝，后者会降低前者的胃肠道吸收效果，从而降低药效。

⊗ **维生素D+糖皮质激素：** 维生素D与糖皮质激素同时服用，后者会加速前者的代谢，使其血药浓度降低，从而降低药效。

⊗ **维生素D+消胆胺：** 消胆胺是阴性离子树脂，对维生素D有干扰作用，会使其药效降低。

维生素E

搭配禁忌 药食

⊗ **维生素E+含大量不饱和脂肪酸的食物：** 维生素E与含大量不饱和脂肪酸的食物（如大豆油等）同服，其自身易受到破坏。同时，过多的不饱和脂肪酸进入体内，往往会导致维生素E缺乏。

搭配禁忌 药药

⊗ **维生素E+液体石蜡或新霉素等：** 维生素E与液体石蜡或新霉素或降血脂药消胆胺等影响脂肪吸收的药物同服，可减弱其药效。

⊗ **维生素E+铁剂或维生素K：** 维生素E与铁剂或维生素K同服，前者会减弱后者的药理作用，同时后者中的硫酸亚铁还易导致维生素E失效。

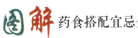

维生素K₃

⊗ **维生素K₃+黑木耳：** 维生素K₃有促凝血作用，而黑木耳中含有妨碍血液凝固的成分，二者同服，可使维生素K₃凝血作用减弱，甚至完全丧失。

⊗ **维生素K₃+含维生素C丰富的食物：** 含维生素C丰富的食物（如白萝卜、苹果、白菜、卷心菜、芥菜、香菜等）均含有抗坏血酸成分，可使维生素K₃被分解破坏，降低其凝血的疗效。因此，在服用药剂维生素K₃来凝血时不宜食用含维生素C丰富的食物。

⊗ **维生素K₃+酒类：** 酒类中的酒精可以抑制凝血因子，对抗止血药物，而维生素K₃与酒类同服，会降低药物的止血作用。

⊗ **维生素K₃+兔肉：** 兔肉中含有一定量的卵磷脂，而卵磷脂有抑制血小板凝聚、防止凝血的作用，可能会减弱维生素K₃的凝血效果。

⊗ **维生素K₃+维生素C：** 维生素K₃与维生素C都具有水溶性，二者同服易在体液中发生氧化还原反应，从而导致两药作用降低或失效。

⊗ **维生素K₃+维生素E：** 维生素K₃与维生素E同服，维生素E的氧化产物之一——生育醌具有抗维生素K₃的作用，会降低维生素K₃的药效。

⊗ **维生素K₃+四环素：** 维生素K₃与四环素同服，维生素K₃的抗凝效果会被降低。

⊗ **维生素K₃+消胆胺：** 维生素K₃与消胆胺同服，人体对维生素K₃的吸收会降低，从而降低药效。

⊗ **维生素K₃+山楂：** 维生素K₃有止血作用，山楂有活血作用，二者药性相反，同服会降低药效。

第二节　　抗生素药物之搭配禁忌速查

红霉素

药食搭配禁忌

⊗ **红霉素+牛奶或海带或黑木耳等：** 在服用红霉素期间，同食牛奶、豆类、骨头汤、黑木耳、海带等富含钙、磷、镁等元素的食物，则红霉素与这些元素能结合生成一种牢固的络合物，会破坏食物的营养，且降低药效。

⊗ **红霉素+海鲜：** 在服用红霉素期间，同食河蚌、螃蟹等富含钙、镁、铁、磷等元素的海鲜，易生成一种难吸收的物质，从而降低药效。

⊗ **红霉素+醋或汽水或酒类等：** 红霉素在酸性溶液中易被破坏，故在服用红霉素期间，不宜进食酸性食物或酸性饮料。红霉素对肝脏的毒性较强，服用红霉素时饮酒，会使其毒性加剧，加重其对肝脏的损害。

药药搭配禁忌

⊗ **红霉素+维生素C或阿司匹林：** 维生素C、阿司匹林均为酸性药物，而红霉素在酸性条件下呈解离型，易被破坏，它们同服易使红霉素的药效降低。

⊗ **红霉素+保泰松或苯巴比妥：** 保泰松、苯巴比妥等药物对肝脏都有毒性，与红霉素同服，会加重对肝脏的损害。故肝功能不全者应忌用。

⊗ **红霉素+巴豆或何首乌或牵牛子等：** 红霉素与巴豆或何首乌或牵牛子等同服，会加速肠道蠕动，从而使红霉素的吸收率与利用率降低。

⊗ **红霉素+普鲁本辛：** 红霉素与普鲁本辛同服，会延长红霉素在胃中的停留时间，降低其抗菌疗效，甚至使药物失效。若需同服，可在红霉素疗程结束后或服用红霉素2小时后再服用普鲁本辛，也可同时服用碳酸氢钠或胃舒平等碱性药物以中和胃酸。

⊗ **红霉素+口服避孕药：** 红霉素与口服避孕药同服，前者会降低后者的药效。

⊗ **红霉素+穿心莲片：** 红霉素与穿心莲片同服，会抑制穿心莲增强免疫反应的效果，从而降低药效。

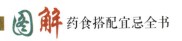

四环素

⊗ **四环素+黑米：** 在服用四环素时同食黑米，黑米中所含的金属会和药物结合生成不溶性物质，影响人体对药物的吸收，降低药效。

⊗ **四环素+奶制品：** 在服用四环素期间，同食含钙元素丰富的奶制品，钙元素能与四环素结合生成一种牢固的络合物，破坏营养，降低药效。

⊗ **四环素+茶叶：** 茶叶中含有鞣酸、咖啡因及茶碱等成分，当服用四环素时，同服茶水，则会降低药效。

⊗ **四环素+酒类：** 在服用四环素期间，同时饮用酒类或含酒精的饮料，药物易与酒精发生不良反应，不利于人体健康。

⊗ **四环素+含钙元素的食物：** 四环素与含钙元素的食物（如豆制品、猪骨汤等）同服，易与钙元素发生络合反应，干扰机体对药物的吸收和利用，降低药效。

⊗ **四环素+富含铁元素、镁元素的食物：** 当服用四环素时，同食富含铁元素、镁元素的食物（如玉米、燕麦、花生、虾、动物肝脏等），会发生综合反应，干扰机体对药物的吸收和利用，降低药效。

⊗ **四环素+制碳酸氢钠：** 四环素与制碳酸氢钠同服，可中和胃液中的盐酸，使四环素的溶解性降低，进入小肠后的吸收率下降，从而降低药效。

⊗ **四环素+牛黄解毒片：** 四环素与牛黄解毒片同服，因牛黄解毒片中含有石膏，其中的钙元素易与四环素结合生成络合物，降低药效。

⊗ **四环素+苯乙双胍：** 四环素与苯乙双胍同服，易引起酸中毒，不利于人体健康。

⊗ **四环素+硫酸亚铁：** 四环素与硫酸亚铁同服，易在消化道中生成难溶解的物质，影响人体对四环素的吸收，从而降低药效。

⊗ **四环素+红霉素：** 当四环素与红霉素同服时，前者会干扰后者的吸收，增加肝毒性反应，影响药效发挥。

氯霉素

⊗ **氯霉素+牛奶：** 在服用氯霉素期间同饮大量牛奶，则氯霉素易与牛奶中的蛋白结合而影响人体对营养的吸收，也会使药效降低。

⊗ **氯霉素+酒类：** 服用氯霉素期间同时饮酒，则氯霉素易与酒精产生不良反应，影响人体健康。

⊗ **氯霉素+果汁：** 果汁中含有果酸，易导致氯霉素提前分解或溶化，不利于机体对药物的吸收，从而降低药效。另外，氯霉素有时还会与酸性液体反应，生成有害物质，危害人体健康。

⊗ **氯霉素+十灰散：** 氯霉素与十灰散同服，后者具有吸附作用，能够吸收氯霉素而使其药效降低。

⊗ **氯霉素+氨苄西林：** 氯霉素与氨苄西林同服，在某些情况下二者会产生拮抗作用，降低药效。

⊗ **氯霉素+含鞣酸的中成药：** 氯霉素与含鞣酸的中成药（如四季青糖浆、虎杖浸膏片、感冒宁、复方千日红片、肠风槐角丸、肠连丸、紫金粉）同服，其中的鞣酸易使氯霉素失去活性，降低药效。

⊗ **氯霉素+茵陈：** 氯霉素与茵陈同服，后者会拮抗氯霉素的抗菌作用，使氯霉素的药效降低，甚至抵消氯霉素的作用。

⊗ **氯霉素+雷公藤：** 氯霉素与雷公藤同服，会抑制骨髓的造血功能，甚至会引起血小板减少性紫癜、粒细胞减少及再生障碍性贫血等病症。

⊗ **氯霉素+陈香露白露片：** 氯霉素与陈香露白露片同服，后者是碱性中成药，会让前者发生水解反应，降低药效。

⊗ **氯霉素+大黄：** 氯霉素与大黄同服，会抑制肠内菌群的活动，从而使大黄的泻下作用减弱，影响药效发挥。

⊗ **氯霉素+利福平：** 氯霉素与利福平同服，后者会使前者的血药浓度降低，从而影响药效发挥。

链霉素

⊗ **链霉素+汽水或鱼类或蛋类或肉类：**链霉素在碱性环境中的作用较强，而在酸性环境中的作用则较弱。链霉素与汽水或鱼类或蛋类或肉类或乳制品等能酸化尿液的食物同服，会降低药效。

药药搭配禁忌

⊗ **链霉素+氯化筒箭毒碱：**链霉素与骨骼肌松弛药氯化筒箭毒碱同服，可增加链霉素对神经肌肉的阻滞作用，极易导致呼吸抑制，危害人体健康。

⊗ **链霉素+强利尿药：**链霉素与强利尿药同服，强利尿药可抑制链霉素的排泄，从而增加其耳毒性及肾脏毒性，危害人体健康。

⊗ **链霉素+氯化琥珀胆碱：**链霉素与氯化琥珀胆碱同服，会增强肌肉松弛作用，导致呼吸困难，严重时还会引发窒息、呼吸停止，甚至致命。

⊗ **链霉素+大黄苏打片：**链霉素与大黄苏打片同服，大黄苏打片等碱性中成药可延长链霉素等氨基苷类抗生素的血浆半衰期，使耳毒性作用增强，易引起患者暂时性或永久性耳聋，从而引发其他方面的身体不适，影响人体健康。

⊗ **链霉素+万古霉素：**链霉素与万古霉素同服，会使肾毒性反应增加，不利于人体健康。

⊗ **链霉素+头孢菌素：**链霉素与头孢菌素同服，药效会增加，但肾毒性反应亦会加倍，容易引起感染，不利于人体健康。

⊗ **链霉素+厚朴：**链霉素与厚朴同服，二者可能产生协同作用，从而加重毒性反应，特别是可能出现呼吸抑制等不良反应。

温馨提示

链霉素属于氨基糖苷类抗生素，具有一定的神经毒性，特别是对听觉神经和肾脏有损害作用。长期或高剂量使用可能导致耳聋和肾功能衰竭。因此，在使用链霉素时需要特别注意，尤其是儿童，在使用过程中应更加关注其听力变化，以便及时发现和处理听力损伤问题。

庆大霉素

搭配禁忌 🚫 药食

⊗ **庆大霉素+汽水或鱼类或肉类：** 庆大霉素在碱性环境中的作用较强，在酸性环境中的作用会降低，汽水或鱼类或肉类可酸化尿液，它们同服影响药效。

⊗ **庆大霉素+高蛋白食物：** 庆大霉素与高蛋白食物（如虾、鸡蛋等）同服，后者会影响庆大霉素的吸收，从而降低其药效。

🚫 药药搭配禁忌

⊗ **庆大霉素+头孢菌素药物：** 庆大霉素与头孢菌素药物同服，可能增加肾毒性和急性肾衰竭的风险，还可能引发获得性范科尼综合征。

⊗ **庆大霉素+酸化尿液的西药：** 庆大霉素在碱性环境中的作用较强，在酸性环境中的作用较低，与酸化尿液的西药（如阿司匹林、维生素C、氯化铵等）同服，会降低庆大霉素的药效。

⊗ **庆大霉素+氨茶碱：** 庆大霉素与氨茶碱同服，会产生浑浊或沉淀，属酸碱配伍禁忌，易出现前庭神经紊乱的毒性反应。此外，氨茶碱还可能导致尿液碱化。

⊗ **庆大霉素+晕海宁：** 庆大霉素与晕海宁同服，易增加庆大霉素的耳毒性，严重时还可能导致耳聋。在服用庆大霉素时建议改用其他抗组胺药（如异丙嗪），来防止晕动症。

⊗ **庆大霉素+碳酸氢钠：** 庆大霉素与碳酸氢钠同服，易增加前庭神经的毒性，并加重对肾脏及听觉的毒性作用。

⊗ **庆大霉素+链霉素：** 庆大霉素与链霉素同服，不仅药效不会增强，而且会加重毒性反应。

⊗ **庆大霉素+穿心莲片：** 庆大霉素与穿心莲片同服，会降低穿心莲片的药效。

⊗ **庆大霉素+酸性中药：** 庆大霉素与酸性中药（如五味子、山楂、山茱萸等）同服，后者会使前者的抗菌作用降低，从而影响药效发挥。

⊗ **庆大霉素+镁盐：** 庆大霉素与镁盐同服，会使血镁浓度升高，可能引起呼吸停止等不良反应。

卡那霉素

搭配禁忌 ⊘药食

⊗ **卡那霉素+酸性食物：** 卡那霉素在碱性环境中的作用较强，在酸性环境中的作用会有所减弱，鱼类、蛋类、肉类、乳制品等能够酸化尿液，醋、糖等也是酸性食物，卡那霉素与这些食物同服会降低药效。

⊘药药搭配禁忌

⊗ **卡那霉素+呋塞米：** 卡那霉素与呋塞米同服，容易引起听力减退。长期服用可导致持久的部分性或完全性耳聋，小儿和老年患者尤应注意。依他尼酸钠等强利尿药，以及链霉素、庆大霉素、新霉素等氨基糖苷类抗生素均能发生类似的作用。治疗时可先采用保钾利尿药，如氨苯蝶啶，或者再加用双氢氯噻嗪或补充钾元素，也可应用泽泻、茯苓、白术等中药利尿消肿。

吉他霉素

药食搭配禁忌 ⊘

⊗ **吉他霉素+果汁或清凉饮料：** 吉他霉素与果汁或清凉饮料同服，果汁或清凉饮料中的果酸易导致药物提前分解或溶解，从而降低药效。

⊗ **吉他霉素+酒类：** 吉他霉素与酒类同服，易发生不良反应，可能引起身体不适，影响健康。

⊗ **吉他霉素+酸性食物：** 在服用吉他霉素期间过食酸性食物（如酸菜、杨梅等），会使药效降低。

搭配禁忌 ⊘药药

⊗ **吉他霉素+红霉素：** 吉他霉素与红霉素均属大环内酯类抗生素，两药联合服用并无相加作用，反而可能减弱抗菌效果，不仅浪费药物，还可能促使细菌产生耐药性。我们可先作药敏试验，一般首选红霉素。若菌株对红霉素产生了耐药性，可改用吉他霉素。

甲硝唑

搭配禁忌　药食

⊗ **甲硝唑+酒类：** 酒类中的酒精在体内代谢时，其中间产物——乙醛必须经过乙醛脱氢酶的氧化才能去除毒性，完成代谢过程。而甲硝唑能抑制乙醛脱氢酶的活性，引起口苦、恶心、呕吐、呼吸困难、血压降低等不良反应。

⊗ **甲硝唑+牛奶：** 甲硝唑与牛奶同服，牛奶中所含的钙元素会和甲硝唑结合生成不易消化的物质，不仅破坏食物的营养，而且会降低药效。

搭配禁忌　药药

⊗ **甲硝唑+华法林：** 甲硝唑与华法林同服，可抑制华法林的代谢，增强其抗凝血作用。

⊗ **甲硝唑+土霉素：** 甲硝唑与土霉素同服，可减弱甲硝唑的作用，使药效降低。

头孢菌素

药食搭配禁忌

⊗ **头孢菌素+果汁：** 头孢菌素与果汁同服，果汁中含有的果酸易造成头孢菌素提前分解或溶解，不利于药物在肠道的吸收，降低药效。

⊗ **头孢菌素+酒类：** 头孢菌素与酒类同服，体内乙醛蓄积可引发醉酒样反应，如血压下降、恶心、呕吐等。

搭配禁忌　药药

⊗ **头孢菌素+多黏菌素E：** 头孢菌素与多黏菌素E同服，易增加肾脏的毒性，并降低头孢菌素的抗菌活性。

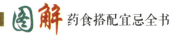
异烟肼

⊗ **异烟肼+乳糖类食品：**异烟肼与乳糖类食品同服，乳糖易减少人体对异烟肼的吸收，使药效降低。

⊗ **异烟肼+含组胺的食物：**异烟肼与含组胺的食物（如奶酪或豆类或啤酒或海鱼等）同服，易产生过敏反应，不仅降低药效，还会严重影响人体健康。

⊗ **异烟肼+酒类：**服用异烟肼，同时每日饮酒，易引起异烟肼诱发的肝脏毒性反应，并加速异烟肼的代谢，因此需调整异烟肼的剂量，并密切观察肝脏毒性征象，应劝告患者服药期间避免摄入酒精或含酒精的饮料。

⊗ **异烟肼+海藻或海带：**异烟肼与海藻或海带同服，海藻或海带中含有的碘在胃酸条件下易与异烟肼发生氧化反应，生成异烟酸、卤化物和氮气，降低异烟肼的药效。

⊗ **异烟肼+卡马西平：**异烟肼与卡马西平同服，后者会增加前者的肝脏毒性，前者会让后者的血药浓度升高，从而引发中毒反应。若二者必须同服，则须减少卡马西平的用量。

⊗ **异烟肼+泼尼松：**异烟肼与泼尼松同服，易损伤肝脏。当抗结核药物的剂量不足以控制结核时，会导致结核扩散，进而使疾病恶化。

⊗ **异烟肼+苯巴比妥：**异烟肼与苯巴比妥同服，可能会增加肝脏毒性，导致中毒性肝炎，甚至引发肝细胞广泛性坏死。

⊗ **异烟肼+氢氧化铝：**异烟肼与氢氧化铝等含碱性成分（如钙、镁、铁、铝等元素）的药物同服，会降低药效，不利于人体健康。

⊗ **异烟肼+含鞣酸的中药：**异烟肼与含鞣酸的中药（如大黄、地榆、五倍子、虎杖等）同服，鞣酸易与异烟肼结合生成不易消化的物质。

⊗ **异烟肼+双硫仑：**异烟肼与双硫仑同服，可增强其对中枢神经系统的作用，产生眩晕、动作不协调、易激动、失眠等症状。

磺胺药

药食搭配禁忌

⊗ **磺胺药+酸性食物：**磺胺药在碱性条件下，可增加其在尿中的溶解度，酸性食物（如芥菜、醋、酸菜等）易使磺胺药析出结晶，增加不良反应。

⊗ **磺胺药+碱性食物：**菠菜、黄瓜等碱性食物可增加磺胺药在尿中的溶解度，减少结晶尿的形成和对肾脏的刺激性，但也影响了人体对磺胺药的吸收，降低其药效。

⊗ **磺胺药+茶叶：**茶叶中含有鞣酸、咖啡因及茶碱等成分，用茶水送服磺胺药会降低其抗菌作用。

⊗ **磺胺药+酒类：**在服用磺胺药期间，摄入酒类或含酒精的饮料，会增加酒精的毒性，易发生酒精中毒反应。

⊗ **磺胺药+果汁：**在服用磺胺药期间饮用果汁，易使磺胺药析出结晶，增加对肾脏的损害，引发血尿、少尿、尿闭等症状。

药药搭配禁忌

⊗ **磺胺药+酵母片：**酵母片会使体内对氨苯甲酸含量上升，可对抗磺胺药的抗菌效用。

⊗ **磺胺药+乳酶生：**磺胺药与乳酶生同服，前者会抑制乳酸杆菌的生长繁殖，使乳酶生的药效降低，同时也使磺胺药自身的有效浓度降低。

⊗ **磺胺药+普鲁卡因或丁卡因：**磺胺药与普鲁卡因或丁卡因或普鲁卡因胺等对氨苯甲酸的衍生物同服，会产生拮抗作用，使药效降低。

⊗ **磺胺药+吸附收敛剂：**磺胺药与吸附收敛剂（如活性炭等）同服，易导致磺胺药被吸附，降低药效。

⊗ **磺胺药+普鲁本辛：**磺胺药与普鲁本辛同服，普鲁本辛会延缓人体对磺胺药的吸收，降低抗菌疗效。

⊗ **磺胺药+噻替哌或甲氨蝶呤：**磺胺药与抗癌药噻替哌或甲氨蝶呤同服，易使胃肠道及骨髓的毒性反应明显增强。

⊗ **磺胺药+硼砂或神曲：**硼砂易降低磺胺药的疗效，神曲中含有大量的对氨苯甲酸，可拮抗磺胺药的抑菌作用。

环丙沙星

搭配禁忌 药食

⊗ **环丙沙星+茶叶**：茶叶中含有鞣酸、咖啡因及茶碱等成分，用茶水送服环丙沙星，会使药效降低。

⊗ **环丙沙星+碱性食物**：环丙沙星与碱性食物（如黄瓜、苏打饼干、菠菜、胡萝卜等）同服，可减少人体对药物的吸收和利用。

药药搭配禁忌

⊗ **环丙沙星+碱性药物或抗胆碱药或H$_2$受体阻断药等**：碱性药物（如氢氧化铝、氧化镁）、抗胆碱药（如安坦、阿托品、琥珀胆碱）、H$_2$受体阻断药（西咪替丁）等均可降低胃液酸度，减少人体对环丙沙星的吸收和利用，从而降低药效。

⊗ **环丙沙星+咖啡因或华法林**：环丙沙星有抑制肝细胞色素P450氧化酶的作用，与咖啡因或华法林同服，可使后两者的血药浓度升高，从而引发毒性反应。

⊗ **环丙沙星+利福平或氯霉素**：环丙沙星与利福平或氯霉素同服，利福平可加速环丙沙星代谢，从而降低血药浓度，氯霉素可抑制细菌蛋白质的合成，从而使药效降低。

⊗ **环丙沙星+尿碱化剂**：尿碱化剂可降低环丙沙星在尿中的溶解度，导致结晶尿和肾毒性。

⊗ **环丙沙星+抗酸剂等**：环丙沙星与含镁元素、铝元素的抗酸剂或含锌元素的多种维生素同服，其吸收和抗菌活性都会明显降低。

⊗ **环丙沙星+抗凝血药**：环丙沙星与抗凝血药同服，会导致凝血时间延长和出血倾向，需特别注意。

⊗ **环丙沙星+非甾体类抗炎药**：环丙沙星与非甾体类抗炎药同服会影响药效，并带来不良后果。例如，与布洛芬同服会诱发痉挛，与芬布芬同服会诱发惊厥。

⊗ **环丙沙星+丙磺舒**：环丙沙星与丙磺舒同服，其血药浓度会升高，毒性会增强。

利福平

药食搭配禁忌

❌ **利福平+牛奶或豆浆：** 内服利福平期间，同时饮用牛奶或豆浆，会延缓人体对利福平的吸收，降低其药效。

❌ **利福平+茶叶：** 茶叶中含有鞣酸，会与利福平发生反应而降低其药效。

❌ **利福平+酒类：** 当服用利福平时应该忌酒，以免增强药物的不良反应。

药药搭配禁忌

❌ **利福平+对氨基水杨酸钠：** 利福平与对氨基水杨酸钠同服，会降低利福平一半的吸收率，从而使药效降低。

❌ **利福平+钙通道阻滞剂：** 利福平具有肝药酶诱导作用，与钙通道阻滞剂（如维拉帕米、硝苯啶等）同服，会降低钙通道阻滞剂的药效。

❌ **利福平+洋地黄毒苷类药物：** 利福平与洋地黄毒苷类药物同服，可促进肝药酶活力，使洋地黄毒苷类药物迅速分解，从而降低药效。结核病患者若伴有运动型呼吸困难等症状，尤应注意。

❌ **利福平+含鞣酸的中成药：** 含鞣酸的中成药（如感冒宁片、四季青片、复方千日红片等）能使利福平失去活性，它们同服，会降低各自的药效。

❌ **利福平+山楂丸：** 利福平与山楂丸等含有机酸的中成药同服，会增加利福平在肾小管内的吸收率，使肾毒性加剧。

❌ **利福平+糖皮质激素：** 利福平与糖皮质激素同服，利福平会加快糖皮质激素的代谢，从而降低其血药浓度，影响药效发挥。

温馨提示

利福平可促进雌激素的代谢或减少其肝肠循环，从而降低口服避孕药的药效，可能导致月经不规律、月经间期出血量增加或计划外妊娠。因此，女性患者在服用利福平时应改用其他避孕方法。

痢特灵

❌ **痢特灵+茶叶或咖啡：** 在口服痢特灵后，会抑制人体内各组织中的单胺氧化酶，导致去甲肾上腺素等单胺类神经递质无法被分解，贮存在神经末梢下。痢特灵与茶叶或咖啡同服，茶叶或咖啡中所含的咖啡因可刺激神经末梢，导致大量去甲肾上腺素释放，可能引发恶心、呕吐、腹泻、腹痛、头痛、心律失常、心肌梗死、神志不清等症状。

❌ **痢特灵+含酪胺的食物或发酵食品：** 痢特灵与含酪胺的食物或发酵食品（如牛奶、酱油、腌鱼、香肠、酵母制品、豆腐、扁豆、蚕豆、香蕉、菠萝、巧克力等）同服，易造成酪胺蓄积，导致人体释放内源性去甲肾上腺素，从而引起血压升高。高血压患者尤应注意，停药2周内，仍需避免食用这些食物，以防产生不良后果。

❌ **痢特灵+酒类：** 痢特灵与酒类或含酒精的饮料同服，易出现面部潮红、心跳过速、腹痛、恶心、呕吐、头痛等症状。此外，痢特灵还可抑制酒精的代谢，减少乙醛的氧化分解，使乙醛聚积，进而引起中毒反应。

❌ **痢特灵+利血平：** 痢特灵具有单胺氧化酶抑制作用，与利血平同服会削弱利血平的药效，导致血压升高。

❌ **痢特灵+麻黄：** 痢特灵具有单胺氧化酶抑制作用，可能影响麻黄及含有麻黄的中成药的药效。二者同服，不仅药效可能降低，还可能引发头痛、恶心、呕吐、腹痛、呼吸困难、心律不齐、运动失调等不良症状，甚至可能诱发心肌梗死等。

❌ **痢特灵+硼砂：** 痢特灵在酸性环境中具有较强的杀菌作用，而硼砂及含有硼砂的中成药会碱化尿液。痢特灵与硼砂同服，其杀菌能力会减弱，同时硼砂也会减少肾小管的重吸收，从而导致痢特灵的血药浓度降低，不利于药效的发挥。

❌ **痢特灵+三环类抗抑郁药：** 痢特灵与三环类抗抑郁药同服，容易引起中毒性精神病、出汗、潮红等不良反应。

第三节　　解热镇痛类药物之搭配禁忌速查

布洛芬

搭配禁忌 药食

⊗ **布洛芬+酒类：**布洛芬与酒类及含酒精的饮料同服，会加重对胃黏膜的刺激和伤害，容易诱发或加重消化道溃疡等症状。

药药搭配禁忌

⊗ **布洛芬+降血压药物：**布洛芬与降血压药物（如利血平、甲基多巴等）同服，前者会影响后者的药效发挥，降低药效。

⊗ **布洛芬+呋塞米：**布洛芬与呋塞米同服，前者会让后者的利尿作用降低。

⊗ **布洛芬+甲氨蝶呤：**布洛芬与甲氨蝶呤同服，会引起后者的血药浓度升高，并伴有毒性反应，甚至会诱发急性毒性，危害人体健康。

⊗ **布洛芬+巴氯芬：**布洛芬与巴氯芬同服，可能会引起急性肾功能不全，从而增加巴氯芬的毒性反应，如精神恍惚、视力模糊、低血压、体温过低、定向力障碍等。

⊗ **布洛芬+袢利尿剂：**布洛芬与袢利尿剂同服，可能通过减少肾血流量，降低袢利尿剂的利尿作用，从而影响药效。

⊗ **布洛芬+喹诺酮类抗菌药：**布洛芬与喹诺酮类抗菌药同服，有可能会诱发惊厥等不良反应。

⊗ **布洛芬+丙磺舒：**布洛芬与丙磺舒同服，丙磺舒会抑制葡萄糖醛酸脂类从肾脏的排泄，易导致布洛芬在血浆中蓄积，增加其毒副作用。

⊗ **布洛芬+抗凝药物：**布洛芬与抗凝药物（如肝素、双香豆素等）同服，可能增加抗凝药的效果，从而增加出血风险。

保泰松

搭配禁忌 🚫 **药食**

⊗ **保泰松+盐：** 保泰松与盐同服，会加重体内水钠潴留情况，引发水肿，加重心脏负担，使身体不适，危害人体健康。肾功能不良患者及心脏病患者尤应忌用。

⊗ **保泰松+烟：** 服用保泰松期间如果吸烟，会提高保泰松的消除率，从而降低药效。吸烟人士应注意。

药药搭配禁忌

⊗ **保泰松+降糖药：** 保泰松与降糖药同服，可能影响降糖药的代谢，使其在体内排泄缓慢，导致血糖持续下降，从而引发低血糖。

⊗ **保泰松+避孕药：** 保泰松等治疗风湿性关节炎的药物有酶促作用，与避孕药同服，会加速避孕药的代谢，降低其避孕效果。

⊗ **保泰松+阿司匹林：** 保泰松与阿司匹林同服，易使血浆中尿酸水平升高，抑制尿酸的排泄，不利于痛风的治疗。

⊗ **保泰松+四季青或黄药子及其制剂：** 保泰松、四季青、黄药子及其制剂对肝脏都有损害，它们同服会加重损害程度，影响人体健康。

⊗ **保泰松+双香豆素类：** 保泰松抑制双香豆素类抗凝药的代谢，并可将其从血浆蛋白结合部位置换出来，从而明显增强其作用及毒性，可引起血糖过低或出血症状。

⊗ **保泰松+吲哚美辛：** 二者都是非甾体抗炎药，同时服用，消化道溃疡的发病率会增加。

⊗ **保泰松+苯巴比妥：** 保泰松与苯巴比妥同服，苯巴比妥的酶促作用可以降低保泰松的血药浓度，从而削弱其药效。

⊗ **保泰松+降血压药物：** 保泰松与降血压药物（如利血平、甲基多巴等）同服，前者会加速后者的代谢，从而让后者的药效降低，甚至失去降压作用。

消炎痛

药食搭配禁忌

❌ **消炎痛+茶叶：** 消炎痛与茶水同服，因为茶叶中含有鞣酸、咖啡因及茶碱等成分，其中咖啡因有促进胃酸分泌的作用，易加重消炎痛对胃的损害。

❌ **消炎痛+酸性食物：** 消炎痛与酸性食物（如醋、柠檬、酸菜、咸肉、鱼等）同服，会增加对胃的刺激，不利于人体健康。

❌ **消炎痛+酒类：** 消炎痛与酒类同服，会增加胃酸分泌，促使胃黏膜血流加快，加重对胃黏膜的损害，从而造成胃黏膜出血。

❌ **消炎痛+果汁：** 消炎痛与果汁同服，果汁中的果酸易导致消炎痛提前分解或溶解，不利于药物在小肠内的吸收，从而降低药效，还会加剧对胃黏膜的刺激，甚至造成胃黏膜出血。

药药搭配禁忌

❌ **消炎痛+保泰松或泼尼松：** 消炎痛是非甾体镇痛药，与保泰松或泼尼松等同服，药效不会增强，反而可能加剧保泰松与泼尼松的致溃疡作用，危害人体健康。

❌ **消炎痛+阿司匹林：** 消炎痛和阿司匹林有交叉过敏性，对阿司匹林过敏者不宜服用消炎痛。二者同服，抗炎镇痛作用可能减弱，同时容易加重过敏反应。

❌ **消炎痛+噻嗪类利尿药：** 消炎痛会减弱噻嗪类利尿药的降压和排出钠元素的作用，二者不宜同服，尤其是老年患者更应避免。

❌ **消炎痛+布洛芬：** 二者同服，布洛芬会和消炎痛竞争蛋白结合部位，从而使布洛芬的血药浓度升高，增强不良反应，损伤肝脏。

❌ **消炎痛+心得安：** 二者同服，消炎痛会减弱心得安抗高血压的作用，同时，也会使消炎痛引起的过敏性哮喘病情加剧。

❌ **消炎痛+氨苯蝶啶：** 消炎痛与氨苯蝶啶同服，会加重对肾功能的损害。

❌ **消炎痛+口服抗凝药：** 消炎痛与口服抗凝药同服，前者会影响后者的浓度，从而诱发或加重出血倾向。

阿司匹林

⊗ **阿司匹林+含糖的水果：** 阿司匹林与含糖的水果（如西瓜、香蕉等）同服，可能会影响药物的吸收速度，使药效降低。

⊗ **阿司匹林+咸鸭蛋：** 如果长期大量食用咸鸭蛋或其他腌制食品，并与阿司匹林一起服用，可能会增加胃肠不适和肾脏负担。

⊗ **阿司匹林+酒类：** 阿司匹林与酒类同服，酒精能增加胃酸分泌，而且二者均可使胃黏膜血流加快，从而加重对胃黏膜的损害，造成胃黏膜出血。

⊗ **阿司匹林+茶叶：** 阿司匹林与茶水同服，茶叶中含有鞣酸、咖啡因及茶碱等成分，而咖啡因可促进胃酸分泌，加重阿司匹林对胃的损害。

⊗ **阿司匹林+酸性食物：** 阿司匹林与酸性食物（如酸菜、山楂、醋、杨梅等）同服，会增加对胃黏膜的刺激，不利于人体健康。

⊗ **阿司匹林+果汁：** 阿司匹林与果汁同服，果汁中的果酸易导致药物提前分解或溶解，使药效降低。另外，阿司匹林对胃黏膜有刺激作用，果酸会加剧对胃黏膜的刺激，易引发胃黏膜出血。

⊗ **阿司匹林+氨茶碱：** 阿司匹林与氨茶碱同服，会加快阿司匹林的排泄，药效也因此而降低。

⊗ **阿司匹林+氨化铵：** 阿司匹林与氨化铵同服，会增加胃部刺激的毒性反应，不利于人体健康。

⊗ **阿司匹林+乐得胃：** 乐得胃属碱性药物，阿司匹林与乐得胃同服，会减少胃肠道对阿司匹林的吸收。另外，乐得胃还会使阿司匹林在肾小管的重吸收减少，加快排泄，使药效降低。

⊗ **阿司匹林+咖啡因：** 咖啡因可促进胃酸分泌，阿司匹林与咖啡因同服，会加重阿司匹林对胃的损害。

⊗ **阿司匹林+麻黄或桂枝：** 阿司匹林与麻黄或桂枝同服，可增强发汗作用，易致人体大汗虚脱。另外，桂枝的有效成分与水杨酸类似，易产生毒性反应。

扑热息痛

搭配禁忌

药食

⊗ **扑热息痛+酒类：** 在服用扑热息痛（也称为对乙酰氨基酚）期间，同时饮酒，即使饮酒量不多，也会引起中毒症状。值得注意的是，目前某些感冒药中也含有扑热息痛，故在服用感冒药时也应忌酒。

药药搭配禁忌

⊗ **扑热息痛+吗啡：** 扑热息痛与吗啡同服，会延迟胃排空，从而降低扑热息痛的吸收和利用。

⊗ **扑热息痛+阿司匹林：** 扑热息痛与阿司匹林同服，其退热作用加强，但肾毒性和不良反应会加重。

⊗ **扑热息痛+普鲁本辛：** 扑热息痛的吸收速度与胃排空的速度直接相关，而普鲁本辛能延迟胃排空的速度，从而影响扑热息痛的吸收。二者同服，会降低扑热息痛的血药浓度及药效。

吗　啡

搭配禁忌

药食

⊗ **吗啡+酒类：** 吗啡与酒类或含酒精的饮料同服，当血液中的酒精浓度较高时，即使小剂量的吗啡也可能引发致命反应。酗酒者尤应注意。

药药搭配禁忌

⊗ **吗啡+单胺氧化酶抑制剂：** 吗啡与单胺氧化酶抑制剂同服，单胺氧化酶抑制剂（如优降宁、痢特灵等）能增强吗啡对呼吸中枢的抑制作用，从而引起毒性反应。

⊗ **吗啡+地西泮：** 吗啡与地西泮同服，后者能拮抗前者的镇痛作用，降低药效。

第四节　激素及其相关药物之搭配禁忌速查

甲状腺素

药食搭配禁忌

❌ **甲状腺素+黑豆：**甲状腺素与黑豆同服，黑豆会抑制甲状腺素的产生，从而降低药效。

❌ **甲状腺素+食物：**服用甲状腺素的最佳时间是早餐前30分钟，而且服用时尽量多喝水，以避免不良反应，同时多喝水也可以促进药物吸收。

药药搭配禁忌

❌ **甲状腺素+胰岛素：**甲状腺素与胰岛素同服，可加速甲状腺素的代谢，抑制胰腺分泌胰岛素，从而加重病情。

❌ **甲状腺素+强心苷或口服降血糖药：**甲状腺素与强心苷或口服降血糖药同服，前者可使后者作用增强，同时加重不良反应，影响人体健康。

❌ **甲状腺素+苯妥英钠或阿司匹林：**甲状腺素与苯妥英钠或阿司匹林同服，可使甲状腺素的作用增强，同时也会加重不良反应。

❌ **甲状腺素+双香豆素：**甲状腺素与双香豆素同服，二者会竞争与血浆蛋白结合位点，从而增加后者在血浆中的游离浓度，增强其抗凝作用及毒性反应。因此，二者同服时要减量。

❌ **甲状腺素+消胆胺：**甲状腺素与消胆胺同服，消胆胺作为阴离子型交换树脂，通过静电吸附生成复合物，进而妨碍甲状腺素的吸收，降低药效，阻碍身体的恢复。

❌ **甲状腺素+巴比妥类药物：**甲状腺素与巴比妥类药物（如苯巴比妥、戊巴比妥等）同服，可诱导肝脏药物代谢酶，加快甲状腺素在体内的代谢，从而减弱其药效。

❌ **甲状腺素+卡马西平：**甲状腺素与卡马西平同服，后者可降低前者的血清浓度，从而减弱其药效。

地塞米松

药食搭配禁忌

❌ **地塞米松+糖及含糖量高的食物：** 地塞米松能促进糖原异生，并减少葡萄糖的分解，有利于中间代谢产物如丙酮酸和乳酸等在肝脏和肾脏合成葡萄糖，从而增加血糖来源。服用地塞米松期间同食糖及含糖量较高的食物（如甘蔗、西瓜等），容易导致血糖升高。

❌ **地塞米松+含钙元素丰富的食物：** 地塞米松与含钙元素丰富的食物（如牛奶、坚果等）同服，会降低药效。

药药搭配禁忌

❌ **地塞米松+消炎痛：** 地塞米松与消炎痛同服，对胃的刺激作用相互叠加，从而加大了对消化道的刺激作用，危害人体健康。

❌ **地塞米松+苯妥英钠：** 苯妥英钠属药酶诱导剂，会加快地塞米松的代谢，使之迅速分解为代谢产物，降低地塞米松的药效。

❌ **地塞米松+奎宁：** 地塞米松与奎宁的作用相拮抗，二者同服，会降低奎宁的药效。

泼尼松

搭配禁忌 药食

❌ **泼尼松+甘蔗或藕粉等含糖的食物：** 泼尼松能促进糖原异生，并减少葡萄糖的分解，增加血糖来源，从而降低机体组织对葡萄糖的利用。在服用泼尼松时，同食含糖的食物（如甘蔗、藕粉、西瓜、红薯、山药等），容易导致血糖升高。

搭配禁忌 药药

❌ **泼尼松+阿司匹林：** 泼尼松与阿司匹林同服，会增加对消化道的刺激，使消化道溃疡加剧，还有可能引起胃出血。如确需两药同服，应间隔2小时服用，并加服氢氧化铝凝胶等胃黏膜保护剂。

可的松

⊗ **可的松+甘蔗或西瓜等含糖的食物：**可的松能促进糖原异生，并减缓葡萄糖的分解，有利于中间代谢产物如丙酮酸和乳酸等在肝脏和肾脏合成葡萄糖，从而增加血糖来源。二者同时服用，会减少机体组织对葡萄糖的利用，导致血糖升高。

⊗ **可的松+含钙元素的食物：**在服用可的松期间过食含钙元素的食物（如牛奶、坚果等），会降低药效，不利于症状的缓解。

⊗ **可的松+高盐食物：**可的松具有保钠元素排钾元素的作用，与高盐食物同服易引起水肿，危害人体健康。

⊗ **可的松+四环素：**可的松与四环素同服，易引起二重感染，诱发或加重耐药菌所致的传染病，因此不宜长期同服。然而，短期联合同服可增强抗炎效果，有利于对感染的控制。

⊗ **可的松+消炎痛：**可的松与对胃有刺激作用的消炎痛同服，可诱发或加重消化道溃疡，不利于人体健康。如确需两药同服，应间隔2小时服用，并加服氢氧化铝凝胶，以保护胃黏膜。

⊗ **可的松+降血糖药：**可的松能促进糖原异生并升高血糖，其作用与降血糖药（如甲苯磺丁脲、苯乙双胍、优降糖等）相反。二者同服，不利于药效的发挥及症状的缓解。

⊗ **可的松+洋地黄：**可的松易引起钾元素丢失，与洋地黄同服，有可能导致洋地黄中毒或心律失常，危害人体健康。

⊗ **可的松+噻嗪类利尿药：**可的松与噻嗪类利尿药（如氢氯噻嗪、环戊氯噻嗪等）均能促进钾元素的排泄，二者同服，易引起低钾血症。

⊗ **可的松+十灰散：**十灰散的组成药物均经过煅烧成炭，药炭末具有吸附作用。其与可的松同服，药炭可能减少可的松在人体内的吸收，降低其生物利用度，从而减弱药效。

⊗ **可的松+维生素A：**可的松与维生素A同服，前者的抗炎作用会受到抑制，从而降低药效，不利于症状的缓解。

碘化钾

❌ **碘化钾+果汁或清凉饮料：** 碘化钾与果汁或清凉饮料同服，果汁或清凉饮料中的果酸易导致碘化钾提前分解或溶解，从而影响其在小肠内的吸收，降低药效。

❌ **碘化钾+酸性食物：** 碘化钾与酸性食物（如酸菜、醋、山楂、杨梅等）同服，易析出游离碘，可能对胃造成较大的刺激，危害人体健康。

❌ **碘化钾+酸性药物：** 碘化钾与酸性药物（如维生素C等）同服，易析出游离碘，可能对胃造成较大的刺激，并抑制胃内酶的活性。

❌ **碘化钾+保泰松：** 碘化钾与保泰松同服，保泰松会抑制甲状腺对碘的摄入，从而降低碘化钾的药效。

❌ **碘化钾+朱砂：** 碘化钾与朱砂同服，可能产生碘化汞，具有刺激性，容易引发医源性肠炎，症状包括腹痛、腹泻、赤痢样大便等。

碘化钾补充注意事项如下。

对碘有过敏史者应禁用本药，以免引起血管神经性水肿、上呼吸道黏膜感染等不良反应。

碘可以透过胎盘，孕妇应避免摄入过量的碘，以防胎儿碘中毒。

碘也可以进入乳汁，哺乳期女性应慎用。

第五节 呼吸系统类药物之搭配禁忌速查

氨茶碱

药食搭配禁忌

⊗ **氨茶碱+酸性食物：** 在服用氨茶碱时，过量食用酸性食物（如醋、肉类、鱼类、蛋类、乳制品等），会加快氨茶碱的排泄，降低其药效。

⊗ **氨茶碱+豆类或蛋类：** 氨茶碱与豆类或蛋类食物同服，可能会降低茶碱类药物的药效。

⊗ **氨茶碱+咖啡或茶叶或可可等：** 氨茶碱与咖啡或茶叶或可可等同服，会加重氨茶碱对胃黏膜的刺激性。

药药搭配禁忌

⊗ **氨茶碱+盐酸普鲁卡因：** 氨茶碱为碱性药物，盐酸普鲁卡因偏酸性，二者同服易析出普鲁卡因，导致溶液浑浊或沉淀，进而失去局部麻醉作用。

⊗ **氨茶碱+心得安：** 氨茶碱与心得安对磷酸二酯酶的作用相反，二者同服会相互抑制部分作用，从而降低药效。

⊗ **氨茶碱+麻黄：** 氨茶碱和麻黄均可松弛支气管平滑肌，扩张支气管，常用于治疗支气管哮喘。二者同服，会使氨茶碱药效降低，毒性增加，可导致恶心、呕吐、心动过速、震颤、头痛、头昏及心律失常等症状。

⊗ **氨茶碱+抗癫痫药：** 氨茶碱与具有酶促作用的抗癫痫药（如苯巴比妥、苯妥英钠等）同服，抗癫痫药可诱导肝微粒体酶，使氨茶碱代谢加快，从而降低药效。

⊗ **氨茶碱+麻黄及其中成药：** 氨茶碱与麻黄及其中成药（如气管炎丸、半夏露等）同服，毒性会增强，容易产生恶心、呕吐、头痛等症状。

⊗ **氨茶碱+含酸性成分较多的中药或中成药：** 氨茶碱与含酸性成分较多的中药或中成药（如山楂、五味子、乌梅、山茱萸、金樱子、覆盆子及山楂丸、保和丸、五味子丸、冰霜梅苏丸等）同服，会因酸碱中和而使彼此的药效降低。

第六节　消化系统类药物之搭配禁忌速查

碳酸氢钠、碳酸钙、氢氧化铝

药食搭配禁忌

⊗ **碳酸氢钠+果汁：**碳酸氢钠与果汁同服，易在泌尿系统生成结晶而损伤肾脏，使药效降低，不利于症状的缓解。

⊗ **氢氧化铝+牛奶：**氢氧化铝与牛奶同服，常会出现恶心、呕吐、腹痛等症状，严重者还会导致钙盐沉积于肾脏组织，造成肾脏不可逆性损害，危害人体健康。

⊗ **碳酸氢钠或碳酸钙或氢氧化铝+酸性食物：**碳酸氢钠或碳酸钙或氢氧化铝等药物与酸性食物（如醋、酸菜等）同服，会降低药效。另外，氢氧化铝应在饭前30分钟服用，以确保与胃黏膜充分接触，饭后服用效果较差。

药药搭配禁忌

⊗ **碳酸氢钠或碳酸钙或氢氧化铝+胃蛋白酶或维生素C：**碳酸氢钠或碳酸钙或氢氧化铝为碱性药物，胃蛋白酶或维生素C为酸性药物，它们同服会发生中和药性反应而降低彼此的药效。

⊗ **碳酸氢钠或碳酸钙或氢氧化铝+苯丙胺：**碳酸氢钠或碳酸钙或氢氧化铝与苯丙胺同服，可能会碱化尿液，当其pH值从5升高至8时，苯丙胺的半衰期可延长至原来的2倍，使肾小管重吸收增加。另外，苯丙胺有兴奋作用，易影响睡眠质量。

⊗ **碳酸氢钠或碳酸钙或氢氧化铝+山楂或五味子等：**碳酸氢钠或碳酸钙或氢氧化铝与酸性中药（如山楂、五味子、乌梅、山茱萸等）同服，会发生酸碱中和反应，从而影响其药效，不利于症状的缓解。

⊗ **碳酸氢钠或碳酸钙或氢氧化铝+五倍子或虎杖片等：**碳酸氢钠或碳酸钙或氢氧化铝与含鞣酸的中药及其制剂（如五倍子、虎杖片、四季青片、紫金锭等）同服，会使药效降低甚至失效。

⊗ **碳酸氢钠或碳酸钙或氢氧化铝+四环素或土霉素：**碳酸氢钠或碳酸钙或氢氧化铝与四环素或土霉素同服，会使解离度下降，吸收率降低，从而降低药效。

119

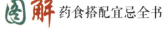

胃蛋白酶

⊗ **胃蛋白酶+酒类：**胃蛋白酶与酒类同服，当酒精的量超过胃蛋白酶的20％时，可引起胃蛋白酶的凝固而降低药效。因此，在服用胃蛋白酶时不宜饮酒。

⊗ **胃蛋白酶+碱性食物：**在服用胃蛋白酶时，过食碱性食物（如苏打饼干、茶叶、菠菜、胡萝卜、黄瓜等），会降低药效。

⊗ **胃蛋白酶+动物肝脏：**胃蛋白酶与动物肝脏同服，动物肝脏中所含的铜元素与胃蛋白酶中的酶蛋白质和氨基酸的酸性基团反应，易生成不溶性物质，从而降低药效。

⊗ **胃蛋白酶+硫糖铝：**胃蛋白酶与硫糖铝同服，二者的药理作用相拮抗，会降低彼此的药效。

⊗ **胃蛋白酶+颠茄合剂：**胃蛋白酶与颠茄合剂同服，颠茄合剂会抑制胃肠道消化腺体的分泌，并可中和胃酸，破坏胃蛋白酶的生物活性。

⊗ **胃蛋白酶+碱性药物：**胃蛋白酶与碱性药物（如碳酸氢钠、健胃片等）同服，易导致胃蛋白酶失效。

⊗ **胃蛋白酶+胃舒平等制酸药物：**胃蛋白酶与胃舒平等制酸药物同服，会使其药效降低。

⊗ **胃蛋白酶+胰酶片或淀粉酶片：**因为胰酶片在pH值为6.8～7.5时活性最强，淀粉酶片在pH值为6.8时作用最强，而胃蛋白酶在pH值为1.5～2.5时活性最强，故而它们同服将使药效明显降低。

⊗ **胃蛋白酶+含大黄的中成药：**胃蛋白酶与含大黄的中成药（如清宁片、解暑片、麻仁丸、牛黄解毒丸等）同服，大黄可通过吸附或结合的方式抑制胃蛋白酶的消化作用。

⊗ **胃蛋白酶+含鞣酸的中成药：**胃蛋白酶与含鞣酸的中成药（如四季青片、感冒宁片、虎杖浸膏片、复方千日红片、肠风槐角丸、肠连丸、紫金粉、舒痔丸、七厘散等）同服，会使胃蛋白酶灭活而影响其吸收，降低胃蛋白酶的药效。

乳酶生

⊗ **乳酶生+蜂蜜：** 乳酶生与蜂蜜同服，易影响脾胃的吸收功能，使药效降低。

⊗ **乳酶生+高糖食物：** 乳酶生主要借助苦味、怪味刺激口腔味觉器官，反射性地提高中枢兴奋，从而起到帮助消化、增加食欲的作用。在服用乳酶生期间同食高糖食物，则不能很好地发挥其药效。

⊗ **乳酶生+酒类：** 乳酶生与酒类或含酒精的饮料同服，酒类中所含的酒精会杀灭乳酸杆菌，从而降低乳酶生的活性，影响药效。

⊗ **乳酶生+吸附剂：** 乳酶生与吸附剂（如碳酸铋、硝酸铋、鞣酸蛋白、鞣酸、药用炭、白陶土等）同服，会妨碍乳酸杆菌的生长和繁殖，降低乳酶生的药效，同时也会影响吸附剂的吸附能力。

⊗ **乳酶生+西咪替丁：** 乳酶生与西咪替丁同服，会对抗西咪替丁抑制胃酸分泌的作用，从而降低药效。在服用西咪替丁时，可改用其他助消化药，如胰酶、康胃素、干酵母或中药麦芽、六曲等。

⊗ **乳酶生+活性炭：** 乳酶生与活性炭联合服用，活性炭会使乳酶生的药效降低。

⊗ **乳酶生+乐得胃：** 乐得胃含有次硝酸铋，次硝酸铋的收敛性可影响乳酸杆菌的活性，使之作用降低。

⊗ **乳酶生+抗菌药物：** 抗菌药物（如红霉素、氯霉素、磺胺类、小檗碱、痢特灵等）会抑制或杀灭乳酸杆菌。二者同服，会影响乳酸杆菌的生长和繁殖，降低药效。

⊗ **乳酶生+含鞣酸的中成药：** 乳酶生与含鞣酸的中成药（如四季青片、感冒宁片、虎杖浸膏片、复方千日红片、肠风槐角丸、肠连丸、舒痔丸、七厘散等）同服，容易使药效降低，甚至失效。

⊗ **乳酶生+十灰散：** 十灰散具有吸附作用，乳酶生与之同服，活性会降低。

西咪替丁

⊗ **西咪替丁+富含酪胺的食物：** 在服用西咪替丁期间，同食富含酪胺的食物（如橘子、香蕉、香肠、鱼子酱、干酪、腊肠、腌鱼、鸡肝、牛肝等），会引起剧烈头痛或高血压，不利于人体健康。

⊗ **西咪替丁+酒类：** 西咪替丁主要通过肝脏代谢，酒精也通过肝脏代谢。两者同服会增加肝脏的负担，可能导致肝功能受损，尤其是对于已经有肝脏问题的患者来说更危险。

⊗ **西咪替丁+抗酸剂：** 二者同服，抗酸剂会使西咪替丁的生物利用度降低，血药浓度下降33%。如果必须同服，那么服药时间应间隔1~2小时。

⊗ **西咪替丁+四环素类抗生素：** 西咪替丁与四环素类抗生素同服，前者会使后者的吸收率降低，影响药效。

⊗ **西咪替丁+抗高血压药：** 西咪替丁与抗高血压药（如可乐亭、安血定、胍乙啶及长压定等）同服，前者会抵消后者的降压作用。

⊗ **西咪替丁+吗啡或哌替啶或美沙酮或利多卡因：** 西咪替丁与吗啡或哌替啶或美沙酮或利多卡因同服，会使其血药浓度升高，容易引起呼吸抑制、精神紊乱、定向力丧失等不良反应。

⊗ **西咪替丁+氨茶碱：** 西咪替丁会抑制氨茶碱的代谢和清除，导致氨茶碱在血液中的浓度升高。这可能引发氨茶碱的毒副作用，如心律失常、癫痫发作等。

⊗ **西咪替丁+强心苷：** 西咪替丁会抑制强心苷的代谢，导致其在血液中的浓度升高，从而增加强心苷中毒的风险。中毒症状可能包括恶心、呕吐、心律失常等。

⊗ **西咪替丁+口服避孕药：** 西咪替丁可能增加口服避孕药的血药浓度，从而增强其药效。然而，这也可能导致口服避孕药副作用的加剧，如液体潴留、血栓形成和糖尿病风险增加。

⊗ **西咪替丁+多巴胺：** 西咪替丁可能通过抑制多巴胺的代谢，增加其血药浓度，从而增加出现室上性心动过速等心血管不良反应的风险。

⊗ **西咪替丁+阿司匹林：** 西咪替丁可能通过抑制阿司匹林的代谢，增加其血药浓度，从而加重阿司匹林的副作用，如胃肠不适、出血倾向和溃疡等。

多酶片

⊗ **多酶片+动物肝脏：** 多酶片与动物肝脏同服，动物肝脏中所含的铜元素可与酶蛋白质、氨基酸分子结构上的酸性基因生成不溶性物质，从而降低药效。

⊗ **多酶片+酸性食物：** 多酶片在偏碱性环境中的作用较强，在服药期间过量食用酸性食物（如醋、杨梅、果汁、酸菜、咸肉等），会使其药效降低。

⊗ **多酶片+热水：** 酶是多酶片等助消化类药物的有效成分，酶这种活性蛋白质遇热水后即凝固变性，失去其应有的助消化作用，因此最好用低温水送服多酶片。

⊗ **多酶片+茶叶：** 多酶片与茶水同服，茶叶中含有的鞣酸与药物中的蛋白质成分发生化学反应易生成不易消化的物质，会降低药效，产生不良反应。

⊗ **多酶片+酸性药物：** 多酶片在中性或弱碱性环境中活性较强，遇酸则会失去活性，与酸性药物（如山楂片、山楂丸等）同服，易降低或失去药效。

⊗ **多酶片+含鞣酸的中成药：** 多酶片与含鞣酸的中成药（如四季青片、感冒宁片、虎杖浸膏片、复方千日红片、肠风槐角丸、肠连丸、紫金粉、舒痔丸、七厘散等）同服，可使药效降低或失效。

⊗ **多酶片+含有大黄的中成药：** 多酶片与含大黄的中成药（如清宁片、解暑片、麻仁丸、牛黄解毒丸等）同服，会抑制多酶片中胰酶的活性。

⊗ **多酶片+乳酶生：** 多酶片遇酸则其药效会降低，而乳酶生在肠道内可使糖类分解，生成葡萄糖和半乳糖，从而提高肠道内的酸度。

⊗ **多酶片+抗酸药：** 抗酸药（如胃得乐、胃舒平、西咪替丁、雷尼替丁、法莫替丁等）可能改变胃内的酸碱环境，进而影响多酶片的溶解和吸收，降低其药效。因此，建议避免将多酶片与抗酸药同服，以确保药效。

阿托品

⊗ **阿托品+蜂王浆：**阿托品与蜂王浆同服，蜂王浆中所含的类似乙酰胆碱的物质所产生的作用会被阿托品所对抗，因此会明显降低阿托品的药效。

⊗ **阿托品+西洋参：**阿托品不宜与西洋参同服，否则可能会引起声音嘶哑、咽喉干燥等症状。

⊗ **阿托品+异丙嗪：**阿托品与异丙嗪同服，会增强异丙嗪的镇静作用，多次同服可能导致过度镇静，从而引起毒性反应。

⊗ **阿托品+吩噻嗪类药物：**阿托品与吩噻嗪类药物（如氯丙嗪、奋乃静、三氟拉明等）同服可加重口干、视物模糊、尿闭等症状，并可能诱发青光眼。

⊗ **阿托品+独活或罗布麻或丹参：**阿托品与独活或罗布麻或丹参等药物同服，可部分或全部减弱独活或罗布麻或丹参等药物的降压作用，不利于症状的缓解。

⊗ **阿托品+商陆：**阿托品与商陆同服，可拮抗商陆的祛痰作用，使其失去原有的药效。

⊗ **阿托品+桑白皮：**阿托品与桑白皮同服，可抑制桑白皮扩张血管、降压、祛痰的作用，使药效降低。

⊗ **阿托品+包公藤：**阿托品与包公藤同服，可完全消除包公藤的降压作用，使其失去药效。

⊗ **阿托品+柿漆：**阿托品与柿漆（即柿果的涩味成分，含有胆碱和乙酰胆碱）同服，会阻断柿漆扩张血管、降低冠脉阻力和降压的作用，使其失去药效。

⊗ **阿托品+泻下中药：**阿托品对胃肠平滑肌有抑制作用，泻下中药（如大黄、芒硝、羌花、牵牛子、火麻仁、大戟、番泻叶、巴豆等）能通过不同的作用机制刺激胃肠道，使肠蠕动加快而致泻。二者药理相悖，故不宜同服。

第七节　泌尿系统类药物之搭配禁忌速查

呋塞米

药食搭配禁忌

⊗ **呋塞米+味精：** 在服用呋塞米期间，过食味精，不仅可以加重水钠潴留，而且还会协同排出钾元素，增加低血钾的发生率。

⊗ **呋塞米+高盐食物：** 在服用呋塞米时，配低盐可提高药物的利尿效果；过食高盐食物（如咸菜、腌鱼、腌肉等），可使药效显著降低。

⊗ **呋塞米+酒类：** 在服用呋塞米期间，同时饮酒，会增强药物的降压作用，严重者还会发生危险。此外，呋塞米是排钾性利尿药，酒精也能降低血钾浓度，二者同服易导致低钾血症。

药药搭配禁忌

⊗ **呋塞米+苯妥英钠：** 呋塞米与苯妥英钠同服，后者会干扰人体对前者的吸收，使其利尿作用减弱，尿量减少一半，不利于人体健康。

⊗ **呋塞米+洋地黄制剂：** 呋塞米与洋地黄制剂同服，易引起低血钾，而低血钾可使心肌对洋地黄敏感化，导致洋地黄中毒，从而出现严重的心律失常。如确需同服，应补充氯化钾或摄入含钾元素丰富的食物（如橘子、西红柿等）。

⊗ **呋塞米+头孢菌素：** 呋塞米与头孢菌素同服，可增加肾脏毒性，危害人体健康。

⊗ **呋塞米+氨基糖苷类抗生素：** 呋塞米与氨基糖苷类抗生素（如链霉素、庆大霉素、卡那霉素、新霉素等）同服可增强耳毒性，增加听力减退或暂时性耳聋的风险。

⊗ **呋塞米+糖皮质激素：** 呋塞米与糖皮质激素（如泼尼松、地塞米松、氢化可的松）同服，会使钾元素的排泄量显著增加，危害健康。如确需同服，应加服氯化钾。

⊗ **呋塞米+肌肉松弛药：** 呋塞米与肌肉松弛药同服，易致低血钾，而低血钾可增强肌肉松弛，增加筒箭毒碱的麻醉效应。

氢氯噻嗪

❌ **氢氯噻嗪+胡萝卜：** 氢氯噻嗪可使尿中排出的钾元素明显增多，而胡萝卜中所含的琥珀酸钾盐成分也具有排出钾元素的作用，二者同服，可导致低钾血症，表现为全身无力、烦躁不安、胃部不适等症状。

❌ **氢氯噻嗪+酒类：** 氢氯噻嗪可导致体内钾元素减少，而酒类及含酒精的饮料也会使钾元素减少，二者同服，易造成低钾血症，加重病情。

❌ **氢氯噻嗪+高盐食物：** 在服用氢氯噻嗪期间，同服高盐食物（如咸菜、腌鱼、腌肉等），可能会影响氢氯噻嗪利尿作用的发挥，降低药效。

❌ **氢氯噻嗪+生胃酮：** 氢氯噻嗪与生胃酮同服，可升高血压，造成水钠潴留及钾元素的排泄，二者排出钾元素作用相互叠加，易使血钾明显降低。

❌ **氢氯噻嗪+洋地黄制剂：** 氢氯噻嗪在排出钠元素的同时，也促进尿钾的排出，易引起低血钾，而低血钾可使心肌对洋地黄敏感化，从而导致洋地黄中毒，引发严重的心律失常。如确需同服，应加服氯化钾或摄入富含钾元素的食物。

❌ **氢氯噻嗪+消炎痛：** 氢氯噻嗪与消炎痛同服，可使高血压患者卧位和坐位的血压升高。心力衰竭患者还会加重心力衰竭症状。

❌ **氢氯噻嗪+心得安：** 氢氯噻嗪与心得安同服，可引起血浆极低密度脂蛋白、甘油三酯（三酰甘油）、磷脂及胆固醇浓度增高，还有可能引发冠心病等病症。

❌ **氢氯噻嗪+阿司匹林：** 氢氯噻嗪与阿司匹林均可轻度增加血液中尿酸的含量，二者同服，易诱发痛风等病症。

❌ **氢氯噻嗪+环孢霉素：** 氢氯噻嗪可竞争性地抑制尿酸的分泌排出，与免疫抑制剂环孢霉素同服，可使肾小管重吸收尿酸增加，血清尿酸浓度增高，易诱发痛风。

❌ **氢氯噻嗪+氯化铵：** 氢氯噻嗪与氯化铵同服，会引起血氨增高，对肝功能障碍患者而言，还易导致肝昏迷。

保钾利尿药

搭配禁忌

⊗ 药食

⊗ **保钾利尿药+含钾元素的食物：** 在服用保钾利尿药时，同食含钾元素的食物（如芋头、刀豆、土豆、杏子、香蕉、橘子、鲳鱼、泥鳅、紫菜、海带、扁豆、蘑菇、菠菜等），易引起高钾血症，出现胃肠痉挛、腹胀、腹泻及心律失常等病症，损害人体健康。

⊗ 药药搭配禁忌

⊗ **保钾利尿药+含钾元素的中药：** 保钾利尿药与含钾元素的中药（如泽泻、夏枯草、扁蓄、金钱草、牛膝、丝瓜络等）同服，易引起高血钾等不良反应，不利于人体健康。

⊗ **保钾利尿药+阿司匹林：** 保钾利尿药与阿司匹林同服，可使药物的利尿作用减弱，降低药效，不利于症状的缓解。

⊗ **保钾利尿药+消炎痛：** 保钾利尿药可使尿中PGF_2的排泄增加，而消炎痛则可使之减少，同时消炎痛对前列腺有抑制作用。二者同服，不仅会降低药效，还可使保钾利尿药毒性增加，从而导致肾衰竭。

⊗ **保钾利尿药+氯化钾：** 保钾利尿药（如安体舒通、氨苯蝶啶等）有排钠元素贮钾元素的作用，与氯化钾同服，易导致高钾血症，严重者还会引起心率缓慢、传导阻滞及心律失常等病症。肾功能障碍患者尤应注意。

⊗ **保钾利尿药+螺内酯：** 保钾利尿药中的氨苯蝶啶、氨氯吡咪等与螺内酯同服，会导致体内钾潴留。

⊗ **保钾利尿药+雌激素：** 保钾利尿药与雌激素类药物同时服用，雌激素能引起水钠潴留，从而减弱前者的利尿作用。

⊗ **保钾利尿药+降血糖药：** 保钾利尿药——氨氯吡咪与降血糖药同服，会使患者出现高钾血症。

⊗ **保钾利尿药+非甾体类抗炎药：** 保钾利尿药与非甾体类抗炎药同服，会引起高钾血症和肾衰竭。

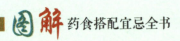

第八节　循环系统类药物之搭配禁忌速查

利血平

⊗ **利血平+酒类：**酒类含有酒精，而利血平微溶于酒精，酒精对其又有协同作用，易使血管骤然扩张，血压急剧下降，危害人体健康。

⊗ **利血平+动物脂肪：**利血平与动物脂肪同服，后者会影响人体对前者的吸收，降低药效。

⊗ **利血平+茶叶：**茶叶中含有鞣酸，可与利血平发生反应，降低利血平的药效。所以，在服用利血平时不宜喝茶。

⊗ **利血平+奶酪或蚕豆等：**利血平与含酪胺高的食物（如奶酪、蚕豆、青鱼、葡萄酒等）同服，可减弱利血平的降压作用。

⊗ **利血平+泼尼松龙：**利血平与泼尼松龙多次同服，会减弱利血平的降压作用，对高血压患者可产生药理性拮抗。

⊗ **利血平+优降宁：**利血平与优降宁同服，二者可产生降压机制拮抗，不仅不能降压，还可能使血压升高。

⊗ **利血平+心得安：**利血平与心得安同服，会使降压作用相互叠加，导致血压显著下降和冠脉流量减少，从而增加发生危险的风险。

⊗ **利血平+含鞣酸的中成药：**利血平与含鞣酸的中成药（如四季青等）同服，鞣酸是生物碱的沉淀剂，二者结合可生成不易消化的物质，从而使药效降低。

⊗ **利血平+含有机酸的中药：**利血平及其复方制剂为弱碱性药物，与含有机酸的中药（如山楂、五味子等及其中成药）同服，易使尿液酸化，导致肾小管对利血平的重吸收减少，排泄增加，从而使药效降低。

⊗ **利血平+甘草：**利血平与甘草同服，甘草中含有甘草次酸，易与利血平结合生成不易消化的物质，影响吸收，从而使药效降低。

⊗ **利血平+洋地黄：**利血平与洋地黄同服，易造成心律失常、心动过缓，甚至传导阻滞，严重危害人体健康。

洋地黄

❌ **洋地黄+含钾元素的食物：** 洋地黄与含钾元素的食物（如蘑菇、黄豆、菠菜、榨菜、川冬菜等）同服，会降低洋地黄的药效，影响治疗效果。

❌ **洋地黄+含钙元素的食物：** 洋地黄与含钙元素的食物（如牛奶、虾皮、奶制品、海带、黑木耳、芹菜、豆制品等）同服，可抑制钠钾ATP酶，增强洋地黄的作用和毒性。

❌ **洋地黄+酒类：** 洋地黄等强心苷类药物，大多有较强毒性且溶于酒精。若服药前后饮酒，酒类中所含的酒精会使药物的毒性加强，危害人体健康。

❌ **洋地黄+碱性食物：** 洋地黄与碱性食物（如菠菜、栗子、胡萝卜、黄瓜、茶叶、椰子等）同服，可减少人体对药物的吸收，降低药效。

❌ **洋地黄+茶叶或核桃：** 洋地黄与茶叶或核桃同服，可与茶叶或核桃中的鞣酸结合生成不易消化的物质，阻止人体对药物的吸收，从而使其失去药效。

❌ **洋地黄+降压灵：** 洋地黄与降压灵均能兴奋迷走神经，二者同服易致心动过缓、心律失常，甚至导致房室传导阻滞。

❌ **洋地黄+萝芙木碱类拟交感药：** 洋地黄与萝芙木碱类拟交感药同服，可增加洋地黄中毒的危险，易诱发心律失常等病症。

❌ **洋地黄+两性霉素B：** 两性霉素B可引起低钾血症，与洋地黄同服，易引起洋地黄中毒，危害人体健康。

❌ **洋地黄+苯妥英钠：** 苯妥英钠具有酶促作用，二者同服，能促进洋地黄的代谢，降低洋地黄的血药浓度，导致药效降低。

❌ **洋地黄+降血脂药消胆胺：** 洋地黄与降血脂药消胆胺同服，二者可生成复合物，妨碍人体对洋地黄的吸收，降低洋地黄血药浓度，从而使药效降低。

❌ **洋地黄+胍乙啶：** 洋地黄与胍乙啶同服，会增强洋地黄对心脏的毒性，危害人体健康。

❌ **洋地黄+巴比妥类药物：** 洋地黄与巴比妥类药物（如苯巴比妥、戊巴比妥等）同服，可促进洋地黄的代谢，降低洋地黄在血液中的浓度，从而降低药效。

地高辛

🚫 **地高辛+酒类：** 在服用地高辛期间同时饮酒，可降低血钾浓度，从而增加人体对该药物的敏感性，严重者还会导致药物中毒，危害人体健康。

🚫 **地高辛+牛奶：** 地高辛与牛奶同服，容易产生中毒反应，甚至发生意外，因为牛奶中所含的钙元素能增强地高辛的毒性。

🚫 **地高辛+新霉素或对氨基水杨酸钠：** 地高辛与新霉素或对氨基水杨酸钠等药物同服，后者能干扰人体对地高辛的吸收，从而降低药效。

🚫 **地高辛+奎尼丁：** 地高辛与奎尼丁合用，会使前者血药浓度升高，易致中毒，对人体不利。

🚫 **地高辛+硝苯地平：** 地高辛与硝苯地平同服，硝苯地平可干扰地高辛的药物动力学，使其肾脏清除率降低，血药浓度增高，毒性增大。

🚫 **地高辛+异搏定：** 地高辛与异搏定合用，可使地高辛总清除率降低，延长地高辛的生物半衰期，易引起地高辛中毒。

🚫 **地高辛+硫酸镁：** 地高辛与硫酸镁合用，可加快肠道蠕动，使人体对地高辛的吸收减少，血药浓度降低，药效减弱。

🚫 **地高辛+碱性药物：** 地高辛与碱性药物（如碳酸镁、氢氧化铝凝胶、胃舒平、乐得胃等）同服，可减少人体对地高辛的吸收，从而降低药效。

🚫 **地高辛+活性炭：** 地高辛与活性炭同服，活性炭具有吸附作用，会影响地高辛的药效。

🚫 **地高辛+乙胺磺呋酮（胺碘酮）：** 地高辛与乙胺磺呋酮（胺碘酮）同服，可引起血浆地高辛浓度增高，从而导致机体中毒。

🚫 **地高辛+抗生素：** 地高辛与抗生素（如四环素、红霉素等）同服，可使地高辛代谢减少，血药浓度上升，从而导致地高辛中毒。

🚫 **地高辛+甲氧氯普胺片：** 地高辛与甲氧氯普胺片同服，可促进胃肠道蠕动，加强胃肠排空，使地高辛在十二指肠吸收部位停留的时间缩短，降低血药浓度，降低药效。

华法林

搭配禁忌

药食

❌ **华法林+酒类：**华法林与酒类同服，二者混合后药效显著降低，对症状的缓解极为不利。

药药搭配禁忌

❌ **华法林+阿司匹林：**华法林为双香豆素类抗凝药，阿司匹林可使口服抗凝血药从蛋白结合型中取代出来，增加游离型的浓度，使抗凝血作用增强。二者同服，会增强抗凝血作用，增加出血倾向。

❌ **华法林+水合氯醛：**华法林为双香豆素类抗凝药，用于预防血栓的形成；水合氯醛为镇静催眠药，能竞争性地与血浆蛋白结合，增加华法林的吸收，使其抗凝血作用增强，同时水合氯醛还能增加肝脏中微粒体酶的活性，加快华法林的代谢而使其抗凝血作用降低。二者同服，会严重影响华法林的抗凝血作用。

奎尼丁

搭配禁忌

药食

❌ **奎尼丁+酒类：**在服用奎尼丁期间同时饮酒，易造成血管功能失调，使病情加重，不利于症状的缓解。

药药搭配禁忌

❌ **奎尼丁+乐得胃：**口服奎尼丁可引起恶心、呕吐等胃肠道不良反应；乐得胃含次硝酸铋、碳酸镁、碳酸氢钠、弗朗鼠李皮等成分，服药后尿液呈碱性。二者同服，会增加肾小管对奎尼丁的重吸收，使奎尼丁血药浓度增加而引起奎尼丁中毒。

❌ **奎尼丁+含碱性成分的中成药：**奎尼丁与含碱性成分的中成药（如硼砂、红灵散、冰硼散、喉炎丸、健胃片、胃痛粉等）同服，会增加肾小管对奎尼丁的重吸收，使血药浓度增加而引起奎尼丁中毒。

胍乙啶

❌ **胍乙啶+酒类：** 在服用胍乙啶期间同时饮酒，会引起严重的高血压或心肌梗死，甚至会造成休克或死亡，严重危害人体健康。故二者严禁同服。

❌ **胍乙啶+苯丙胺：** 胍乙啶能干扰交感神经末梢去甲肾上腺素的释放，苯丙胺能促使交感神经末梢释放去甲肾上腺素。二者作用相互拮抗。此外，苯丙胺具有亲和力，以致取代胍乙啶，或因抑制胍乙啶被吸收到神经末梢而产生拮抗。

❌ **胍乙啶+氯丙嗪：** 胍乙啶与氯丙嗪均有降压效果，二者同服，彼此作用相互叠加，降压作用会增强。如确需同服，应根据患者的血压情况，慎重调节二者的服用剂量。

❌ **胍乙啶+双氢克尿噻：** 胍乙啶能显著降低直立位收缩压及舒张压，对卧位的舒张压能中度降低，但对收缩压影响不大；双氢克尿噻对直立位、卧位的舒张压及收缩压均有明显的降低作用。二者同服，会增强降压作用，危害人体健康。

❌ **胍乙啶+麻黄碱：** 胍乙啶与麻黄碱同服，会减弱胍乙啶的降压作用。此外，麻黄碱还能刺激去甲肾上腺素的释放，使血压升高，而释放的去甲肾上腺素又阻碍了胍乙啶的再次摄取，影响胍乙啶的降压作用。

❌ **胍乙啶+丙咪嗪：** 胍乙啶与丙咪嗪同服，会减弱胍乙啶的降压作用，不利于症状的缓解。

❌ **胍乙啶+普鲁卡因胺：** 胍乙啶与普鲁卡因胺同服，可引起叠加作用，增强降压效果，对人体健康不利。

❌ **胍乙啶+心得安：** 胍乙啶与心得安同服，降压作用会过度增强，因而产生不良反应，损害人体健康。

甲苯磺丁脲

搭配禁忌　🚫药食

🚫 **甲苯磺丁脲+酒类：** 酒精代谢的中间产物乙醛必须经过乙醛脱氢酶的作用才可消除毒性，而甲苯磺丁脲能抑制乙醛脱氢酶，若与酒类及含酒精的饮料同服，易产生乙醛蓄积综合征，出现恶心、呕吐、头痛、颜面潮红、呼吸困难、低血压等症状。故在服用甲苯磺丁脲时，严禁饮酒。

🚫药药搭配禁忌

🚫 **甲苯磺丁脲+氯霉素：** 甲苯磺丁脲与氯霉素同服，可减缓甲苯磺丁脲的代谢，增强其降血糖的作用，易引起低血糖休克，危害人体健康。

🚫 **甲苯磺丁脲+地塞米松：** 甲苯磺丁脲长期与地塞米松同服，可减弱二者的降血糖作用。若确需同服，应加大甲苯磺丁脲剂量，还需经常检查血糖和尿糖。故非不得已，二者不宜同服。

🚫 **甲苯磺丁脲+双氢克尿噻：** 甲苯磺丁脲与双氢克尿噻同服，会降低药效，不利于症状的缓解，甚至危害人体健康。

🚫 **甲苯磺丁脲+保泰松：** 甲苯磺丁脲与保泰松同服，可增强降血糖作用，不利于人体健康。若确需同服，应按患者的血糖水平调节甲苯磺丁脲的剂量。

🚫 **甲苯磺丁脲+复方磺胺甲基异恶唑：** 甲苯磺丁脲与复方磺胺甲基异恶唑同服，会增强甲苯磺丁脲的降血糖作用，有出现低血糖休克的危险，会产生极大的不良反应。

🚫 **甲苯磺丁脲+磺胺苯吡唑：** 甲苯磺丁脲与磺胺苯吡唑同服，会增强降血糖作用，引起低血糖。如确需同服，应按患者的血糖水平调节甲苯磺丁脲的剂量。

🚫 **甲苯磺丁脲+水杨酸类药物：** 甲苯磺丁脲与水杨酸类药物同服，后者可竞争性地置换甲苯磺丁脲，增加其游离的血药浓度，使之降血糖作用增强，严重时还会使患者出现低血糖休克症状，危害人体健康。

🚫 **甲苯磺丁脲+甘草或鹿茸：** 甲苯磺丁脲与甘草或鹿茸同服，后者可减弱前者的降血糖作用。

左旋多巴

⊗ **左旋多巴+动物肝脏：** 左旋多巴与动物肝脏同服，动物肝脏含有丰富的B族维生素，会干扰左旋多巴的药效，使药效不能充分发挥。

⊗ **左旋多巴+高蛋白食物：** 左旋多巴与高蛋白食物同服，高蛋白食物中所含的芳香氨基酸会同左旋多巴竞争同一载体系统，可降低左旋多巴的疗效，不利于症状的缓解。

⊗ **左旋多巴+安达血平：** 左旋多巴与安达血平同服，会产生拮抗作用，使药效降低。

⊗ **左旋多巴+痢特灵：** 左旋多巴与痢特灵同服，易引发高血压等病症，严重损害人体健康。在服用左旋多巴前2周内不能服用痢特灵，高血压患者尤应注意。

⊗ **左旋多巴+维生素B$_6$：** 左旋多巴与维生素B$_6$同服，会使左旋多巴在脑外转变为多巴胺的几率增加，从而减少其进入脑内的含量，降低药效。

⊗ **左旋多巴+含碱性化合物的中成药：** 左旋多巴与含碱性化合物的中成药（如婴儿散、红灵散、梅花点舌丹、痧气散、通窍散等）同服，在消化道中可使相当部分的左旋多巴降解，不可逆地变成无生物活性的黑色素，从而使药效降低。

⊗ **左旋多巴+含金属元素的中成药：** 左旋多巴与含金属元素的中成药（如牛黄解毒片、陈香露白霸片、当归浸膏片、胃舒宁片、复方五味子片等）同服，二者相互作用，会产生络合反应，生成左旋多巴与铁、钙、铝、镁、铋等元素的络合物，使左旋多巴生物效应降低。如确需同服，以间隔2～3小时为妥。

⊗ **左旋多巴+利血平或拟肾上腺素类药物：** 左旋多巴与利血平或拟肾上腺素类药物同服，利血平会降低左旋多巴的药效，而拟肾上腺素类药物会引发或加重心血管的不良反应。

硝酸甘油

搭配禁忌

药食

⊗ **硝酸甘油+酒类：** 在服用硝酸甘油期间同时饮酒，会加剧头痛的不良反应。饮酒过量者还会引起血压下降、胃肠不适甚至突然晕倒等症状。

药药搭配禁忌

⊗ **硝酸甘油+西地那非或伐地那非或他达拉非：** 硝酸甘油与西地那非或伐地那非或他达拉非同服，容易导致血压急速下降，危害人体健康。

⊗ **硝酸甘油+钙通道阻滞剂：** 硝酸甘油与钙通道阻滞剂同服，后者会使前者的血药浓度升高，增加不良反应。

⊗ **硝酸甘油+巴比妥类药物：** 硝酸甘油与巴比妥类药物同服，后者为肝脏酶诱导剂，能加速肝脏对硝酸甘油的代谢，从而使硝酸甘油的血药浓度下降，药效减弱。

⊗ **硝酸甘油+含酒精的药酒或酊剂：** 硝酸甘油与含酒精的药酒或酊剂（如舒筋活络酒、胡蜂酒、雷公藤风湿酒、远志酊、生姜酊、颠茄酊等）同服，可引起血管扩张，出现低血压症状，不利于人体健康。

⊗ **硝酸甘油+阿司匹林：** 硝酸甘油与阿司匹林同服，可使硝酸甘油血药浓度升高，加重低血压、头痛等不良反应。

复方降压片

药食搭配禁忌

⊗ **复方降压片+盐：** 盐的主要成分是氯化钠，在服用复方降压片时，过量食用盐，可降低复方降压片的药效，不利于症状的缓解。

⊗ **复方降压片+酒类：** 酒精有扩张血管的作用，饮酒后服用复方降压片，会使血管进一步扩张，血容量减少，血压骤降，从而引起直立性低血压或昏厥等后果。

⊗ **复方降压片+多虑平：** 复方降压片与多虑平同服，二者作用相互拮抗，不仅会减弱复方降压片的降压效果，而且还会降低多虑平的抗忧郁效果。如确需同服，可用罗布麻、野菊花、钩藤、桑寄生等中药代替复方降压片。

⊗ **复方降压片+中药药酒：** 复方降压片具有血管扩张的作用，中药药酒中的酒精也可扩张血管，二者同服，作用协同，有可能使直立性低血压症状加重。

甲基多巴

⊗ **甲基多巴+辛辣食物：** 在服用甲基多巴期间，过食辛辣食物会加重病情，不利于症状的缓解。

⊗ **甲基多巴+氯丙嗪：** 甲基多巴为脱羧酶抑制剂，通过抑制儿茶酚胺的合成速度，降低组织内去甲肾上腺素的含量而使血压下降。甲基多巴与氯丙嗪同服，降压效果会相加，从而产生不良反应。

⊗ **甲基多巴+左旋多巴：** 甲基多巴是中枢神经降压药，左旋多巴主要用于帕金森病的治疗。二者同服，不仅会增强降压作用，而且还会使帕金森病及帕金森综合征的控制趋向恶化。

⊗ **甲基多巴+普鲁卡因胺：** 甲基多巴对卧位及直立位高血压的控制均有效；静脉或肌内注射普鲁卡因胺，能引起低血压。二者同服，会引起降压作用相互叠加而产生不良反应。

⊗ **甲基多巴+心得安：** 甲基多巴是中枢神经部位中等偏强的降压药，能减缓心率、减少心脏每分钟的输出量；心得安可使心率减慢，连续使用时有降压作用。二者同服，降压作用增强，不良反应亦会加剧。

⊗ **甲基多巴+麻黄碱：** 甲基多巴与麻黄碱同服，可减少神经元释放去甲肾上腺素，不仅会使麻黄碱的作用减弱，还不利于症状的缓解。

第九节　神经系统类药物之搭配禁忌速查

地西泮

搭配禁忌 · 药食

⊗ **地西泮+酒类：**地西泮类药物与酒类中所含的酒精均对大脑有抑制作用，二者同服，易使人反应迟钝、昏昏欲睡、身体不协调，严重者会出现抑制加重、呼吸困难、血压下降的症状，饮酒量过大，甚至还会导致呼吸中枢麻痹而死亡。

药药搭配禁忌

⊗ **地西泮+苯巴比妥：**地西泮与苯巴比妥同服，会增强中枢抑制效应，老年患者易造成精神错乱甚至昏厥，且易产生耐受性。老年患者尤应注意。

⊗ **地西泮+甲碘安：**地西泮与甲碘安同服，会使甲碘安血药浓度增加而引起中毒症状，危害人体健康。

⊗ **地西泮+含氰苷的中药：**地西泮与含氰苷的中药（如枇杷仁、桃仁、苦杏仁等）同服，易造成呼吸中枢抑制，进而损害肝功能，严重者还会死于呼吸衰竭。

⊗ **地西泮+多巴胺受体激动剂：**地西泮和多巴胺受体激动剂之间存在着拮抗作用。如确需同服，应用抗胆碱能药物取代后者。

甲丙氨脂

搭配禁忌 · 药食

⊗ **甲丙氨脂+茶叶：**甲丙氨脂与茶水同服，茶叶中含有的咖啡因、茶碱和可可碱等具有兴奋中枢神经、强心利尿的作用，与甲丙氨脂作用相反。因此，在服用甲丙氨脂等镇静催眠药时，不宜饮用茶水。

搭配禁忌 ❌ **药药**

❌ **甲丙氨脂+维生素C：**甲丙氨脂与维生素C同服，甲丙氨脂可增加维生素C在尿中的排泄量，减弱维生素C的作用，使药效降低。

❌ **甲丙氨脂+避孕药：**甲丙氨脂可兴奋肝脏微粒体酶，增加酶的活力，加快药物代谢率，导致血浆中的避孕药浓度降低。在服避孕药期间，同服甲丙氨脂，会使药效降低或失效。

咖啡因

搭配禁忌 ❌ **药食**

❌ **咖啡因+牛奶：**咖啡因与牛奶同服，咖啡因会与牛奶中含有的蛋白质结合，从而使药物吸收减慢，进而降低药效，不利于症状的缓解。

❌ **咖啡因+饮料或茶叶：**饮料或茶叶中均含有一定量的咖啡因，与以咖啡因为主的制剂同服，易导致咖啡因过量，从而引起中毒，严重危害人体健康。

❌ **药药搭配禁忌**

❌ **咖啡因+含生物碱的中药：**咖啡因与含生物碱的中药（如乌头、贝母等）同服，会使药物毒性增加，从而造成药物中毒。

❌ **咖啡因+五味子：**咖啡因与五味子同服，五味子可拮抗咖啡因对自主运动的兴奋作用，从而降低药效，不利于症状的缓解。

❌ **咖啡因+茯神：**咖啡因与茯神同服，茯神的镇静作用可与咖啡因的中枢兴奋作用相拮抗，使药效降低。

❌ **咖啡因+人参：**大剂量或长期服用人参制剂，同时饮用含咖啡因的饮料，易造成滥用人参综合征。

❌ **咖啡因+平肝息风类中成药：**咖啡因与平肝息风类中成药（如密环片、天麻丸、止痉散、五虎追风丸等）同服，二者有药理性拮抗作用，会降低药效。

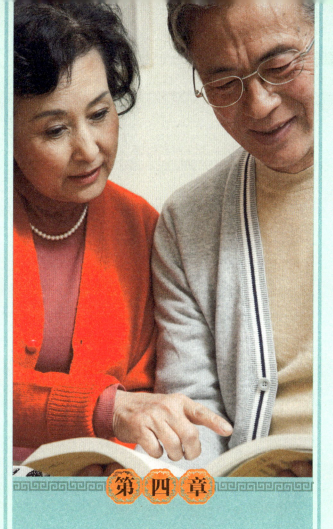

第四章

9种体质之对症药食宜忌

你知道自己是什么体质吗？你知道这些体质的特点吗？你知道体质不一样，饮食大不相同吗？你知道如何根据自己的体质选择食物吗？本章从亚健康人群常见的9种体质的特点和药食宜忌开始说起，重点介绍不同体质的饮食调养，从体质角度分析饮食要领，让你懂得如何针对自己的体质进行合理饮食，从而达到预防疾病的目的。

阳虚体质

特征描述

概念解释

阳虚体质又称"虚寒体质"。阳气具有温暖肢体、脏腑的功效，如果身体阳气虚衰，人体机能就会减退，容易出现虚寒的征象，常见于先天禀赋不足及后天失养等患者。中医学将阳虚分为心阳虚、肝阳虚、脾阳虚、肾阳虚、胃阳虚等。

症状表现

畏寒肢冷，体温偏低，面色苍白，手足发凉，腰背怕冷或腰以下有冷感；大便经常稀薄不成形，小便清长或频繁；排尿后淋漓不尽；性欲减退，男性易阳痿、早泄，女性易白带清稀、月经量减少；舌淡苔白或有齿痕；脉沉迟无力；少气懒言，精神不振，情绪低落，意志消沉，有孤独感；睡眠偏多，易出汗；喜饮热食等。

药食黄金选择

◎宜食性属温热而且具有温阳散寒功效的食物。如扁豆、韭菜、生姜、丁香、豆蔻、胡椒、桂皮、黑豆、山药、莲子、核桃、大枣、花生、龙眼、荔枝、羊骨、牛鞭、狗鞭、牛肉、羊肉、狗肉、獐肉、鹿肉、鸽肉、海虾、海参、鳝鱼、鲤鱼、草鱼、鳙鱼、河虾、淡菜等。

◎常用改善阳虚体质的药物。如肉苁蓉、肉桂、人参、冬虫夏草、黄芪、鹿茸、海狗肾、蛤蚧、巴戟天、淫羊藿、仙茅、补骨脂、杜仲、菟丝子等。

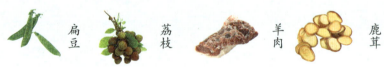

扁豆　荔枝　羊肉　鹿茸

药食禁忌须知

◎阳虚体质者忌清补，应少食或忌食寒湿、冷腻、辛凉、破气的食物。如茶叶、金银花、蒲公英、白茅根、车前草、粳米、荞麦、绿豆、豆腐、白萝卜、芹菜、荸荠、空心菜、菠菜、苦瓜、黄瓜、丝瓜、冬瓜、紫菜、海藻、海带、蘑菇、莲藕、柿子、香蕉、香瓜、苹果、梨、西瓜、松子、蜂蜜、兔肉、田螺、河蚌、甲鱼、鸭肉及各种冷饮等。

阴虚体质

特征描述

概念解释

人体的精血和津液都属阴，如果亏损就会出现阴虚的病理现象，从而形成虚而有热的阴虚内热、阴虚阳亢的状态，常见于身体劳损久病或因热病、情志内伤、暗耗津液而导致阴液内耗的患者。中医学通常将阴虚分为肺阴虚、心阴虚、胃阴虚、脾阴虚、肝阴虚、肾阴虚等。

症状表现

体质虚衰，身体消瘦，心悸气短，头晕眼花；口干喉燥，神烦气粗，大便干燥，小便短赤；骨蒸盗汗，午后低热，夜热早凉，呛咳，颧红，舌红少苔或无苔；月经不调，色素沉着，斑点滋生；过早进入更年期或更年期受困扰等。

药食黄金选择

◎宜食滋补、清淡类食物。如香蕉、梨、桑葚、西红柿、绿豆、黑豆、豆腐、燕窝、鸭肉、鸭蛋、松子、芝麻、银耳、蜂乳、牛奶、豆浆等。

◎适度摄取寒凉性或平性食物。如菠萝、椰子、枇杷、西瓜、芹菜、冬瓜、丝瓜、苦瓜、黄花菜、蘑菇、小米、黄豆、紫菜、海带等。

◎常用改善阴虚体质的药物。如桑葚、决明子、石斛、沙参、麦冬、天冬、玉竹、山茱萸、枸杞子、女贞子等。

 梨
 银耳
 芹菜
 枸杞子

药食禁忌须知

◎阴虚体质者应忌食或少食肥腻味重、辛辣刺激性食物。如狗肉、羊肉、雀肉、獐肉、海马、海龙、荔枝、龙眼、佛手柑、杨梅、大葱、生姜、大蒜、韭菜、芥菜、辣椒、胡椒、砂仁、花椒、肉桂、白豆蔻、大料、小茴香、丁香、薄荷、红参、肉苁蓉、炒花生、炒黄豆、炒瓜子、爆米花等。

气虚体质

特征描述

概念解释

体质素虚或久病之后，人体气力不足，体力和精力均感到缺乏，久而久之易形成以气息低弱、脏腑功能状态低下为主要特征的病理状态，常见于先天禀赋不足、后天失养、病后体虚、年老体弱等患者。现代医学将之归于亚健康的范畴。

症状表现

头晕，健忘，倦怠无力，语言低微、懒言少动，动则气短或气喘、呼吸少气；形体消瘦或偏胖，肌肉松软，面色萎黄或苍白、目光少神，唇色发白，发无光泽，头面四肢浮肿；口淡，饮食不香，消化不良；大便不正常，或虽便秘但不结硬，或大便不成形，便后仍觉未尽，小便正常或偏多；多汗自汗；脉搏虚弱无力；舌质淡，舌体胖大，舌边齿印等。

药食黄金选择

◎宜食补气类食物。如栗子、榛子、莲子、花生、山药、百合、黄豆、赤小豆、南瓜、丝瓜、菜花、豆腐、土豆、红薯、苹果、樱桃、荔枝、大枣、菱角、蘑菇、糯米、粳米、小米、荞麦、莜麦、鲫鱼、泥鳅、青鱼、章鱼、鲢鱼、黑鱼、墨鱼、鲚鱼、带鱼、鲳鱼、黄花鱼、鲈鱼、鸡蛋、乳鸽、鸡肉、兔肉、牛肉、驴肉、猪肉、羊肚、海参等。

◎常用改善气虚体质的药物。如燕窝、人参、党参、太子参、西洋参、黄芪、黄精、白术、五味子等。

莲子

苹果

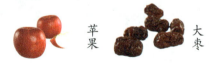
大枣

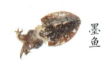
墨鱼

禁忌须知 ❌ 药食

◎气虚体质者应忌食或少食下列食物。如山楂、佛手柑、大蒜、甘蓝、萝卜缨、香菜、芜菁、胡椒、紫苏叶、薄荷、荷叶、鸡头、猪头肉、虾、蟹、酒类、酒酿、大葱、生姜、花椒、韭菜、芥菜、咸菜、苜蓿、竹笋等。

血虚体质

特征描述

概念解释

长期劳累、压力过大、思虑过度、久病阴血虚耗、脾胃消化及吸收功能低下或失血过多，易形成体内阴血亏损、营养功能减退的体质状态，从而出现各种病理现象，如容貌过早衰老，形体消瘦或面部、四肢虚肿等，常见于女性及老年患者。中医学通常将血虚分为心血虚、脾血虚、肝血虚等。

症状表现

形体瘦弱，面色苍白或萎黄，唇舌淡白；指甲淡白变软、易裂；全身乏力，头晕目眩，筋脉拘挛，心悸，失眠多梦，头发枯干，易头痛；怕冷不怕热，手足发麻；易便秘，小便不利；舌质淡，脉细无力；冬季皮肤干燥瘙痒、四肢冰凉；性格内向、胆怯；女性月经量减少或经期延迟，甚至闭经等。

药食黄金选择

◎**宜多食补血食物。**如黑米、黄豆、莲藕、胡萝卜、黄花菜、小白菜、苋菜、油菜、西红柿、茼蒿、甜菜、草菇、黑木耳、平菇、豆浆、牛奶、鸡肉、猪肉、猪血、猪肝、羊肉、牛肉、鸡蛋、鲳鱼、黄鱼、章鱼、青鱼、海参、葡萄、大枣、酸枣、荔枝、松子、莲子、红糖等。

◎**常用改善血虚体质的药物。**如当归、熟地黄、川芎、白芍、阿胶、何首乌、鸡血藤、白芍、枸杞子、灵芝、黄芪、党参、人参、肉苁蓉等。

◎**常用改善血虚体质的药膳。**如当归生姜羊肉汤、四君子汤、阿胶炖猪蹄等。

莲藕

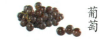
葡萄

莲子

何首乌

禁忌须知 药食

◎血虚体质者应忌食或少食各种生冷、性寒的食物及水果。如海藻、薄荷、草豆蔻、荷叶、大蒜、槟榔、生白萝卜等。另外，菊花、荸荠、白酒等药食也应忌食。

痰湿体质

特征描述

概念解释

痰湿体质又称"迟冷质"，为目前比较常见的体质类型。因饮食不当或疾病而使人体脏腑、阴阳失调，气血津液运化失调，从而形成痰湿体质，常见于肥胖或素瘦今肥之人，其易患高血压、糖尿病、肥胖症、高脂血症、哮喘、痛风、冠心病、代谢综合征、脑血管疾病等。

症状表现

体形肥胖，腹部肥满而松软，四肢浮肿；面部皮肤油脂较多，面色淡黄而暗，白中常发青且少光泽；眼泡微浮；口中黏腻，痰多，口唇色淡；舌体胖大，舌苔白腻或甜；大便次数多，不成形，小便不多或微浑；手足冰凉，总觉困倦，伴有胸闷、关节酸痛、肌肤麻木；肠胃不适；多汗且黏；脉濡而滑；懒动，嗜睡，身重如裹，喜食肥甘甜腻，食量大；性格偏温和、稳重，善于忍耐。

药食黄金选择

◎宜食清淡、性温平且健脾利湿、化湿祛痰的食物。如薏米、粳米、小米、玉米、赤小豆、芥菜、韭菜、香椿、辣椒、大蒜、大葱、生姜、白萝卜、冬瓜、佛手瓜、扁豆、蚕豆、豇豆、香菇、木瓜、杏子、荔枝、柠檬、樱桃、杨梅、大枣、牛肉、羊肉、狗肉、鸡肉、鹌鹑、鲢鱼、鳟鱼、带鱼、泥鳅、河虾、海带、紫菜、海参、鲍鱼、海蜇等。
◎常用改善痰湿体质的药物。如白术、苍术、茯苓、陈皮、泽泻、藿香、佩兰、车前子、白豆蔻、砂仁、半夏、天竺黄、胆南星等。
◎常用改善痰湿体质的药膳。如二陈汤、六君子汤、香砂六君子汤、杏仁霜等。

小米

冬瓜

带鱼

陈皮

禁忌须知 ❌ 药食

◎痰湿体质者应忌食或少食肥甘油腻、酸涩食物。如饴糖、石榴、柚子、枇杷、砂糖、酒类等。同时，还要限制食盐的摄入量。

湿热体质

特征描述

概念解释

湿属阴，热性阳，阴阳本身是相对的存在，寒热并存，就会出现湿热体质。主要病因为外来湿热侵入人体，消化不良，暴饮暴食，食过多油腻食物、甜食等，以致肝、胆、脾、胃功能失调而形成。湿热体质者有湿重热轻、热重湿轻、湿热并重等症状。中医学通常分为肝胆湿热、膀胱湿热、大肠湿热等。

症状表现

形体偏胖或消瘦，肢体沉重，体味较大；面色发黄、发暗且油腻，多有痤疮、粉刺；牙齿较黄，牙龈较红；口干口苦，眼睛红赤，心烦；舌苔偏红或黄腻，脉象多见滑数；脘闷腹满，恶心厌食；大便燥结或黏腻不爽，小便短赤；男性多有阴囊潮湿，女性常有带下色黄增多，外阴异味较大；易懈怠，性情急躁，易发怒等。

药食黄金选择

◎**宜食清热祛湿的食物。**如绿豆、薏米、赤小豆、蚕豆、莲子、百合、山药、生姜、空心菜、莴笋、冬瓜、丝瓜、葫芦、苦瓜、黄瓜、白菜、芹菜、圆白菜、莲藕、竹笋、马蹄、西瓜、木瓜、鸭肉、鲫鱼、茶等。

◎**常用改善湿热体质的药物。**如苍术、茵陈、茯苓、藿香、厚朴、佩兰、野菊花、苦参、沙参、桂枝、忍冬藤、地榆、车前子、白茅根等。

◎**常用改善湿热体质的药膳。**如龙胆泻肝汤、沙参老鸭汤、绿豆薏米粥、祛湿消暑汤等。

 绿豆
 空心菜
 西瓜
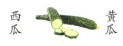 黄瓜

禁忌须知 ✖ 药食

◎湿热体质者应忌食或少食甜食、辛辣、煎炸、烧烤、滋补等药食。如阿胶、燕窝、雪蛤、银耳、麦冬、辣椒、生姜、大葱、大蒜、花椒、胡椒、狗肉、鹿肉、牛肉、羊肉、荔枝、酒类等。

气郁体质

特征描述

概念解释

人体之气是人生命运动的根本和动力，与先天禀赋、后天环境及饮食都有关系，且与肾、脾、胃、肺的生理功能也密切相关。当长期忧郁烦闷、心情不舒畅时，气不能外达而结聚于内，便形成以神情抑郁、忧虑脆弱等气郁表现为主要特征的病理现象，引发多种疾病，如抑郁、失眠、更年期综合征、经前紧张综合征等。

症状表现

形体消瘦或偏胖，以瘦者为多；面色苍暗或萎黄；舌淡红，苔白，脉弦；咽中梗阻，如有异物；胃脘胀痛，泛吐酸水，呃逆嗳气；腹痛肠鸣，大便泻痢不爽；生病时易胸肋胀痛或窜痛；有时乳房及小腹胀痛，月经不调，痛经；体内之气逆行，头痛眩晕；性格内向，急躁易怒，或忧郁寡欢，胸闷不舒，敏感多虑等。

药食黄金选择

◎多食一些能行气的食物。如佛手瓜、橘子、橙子、山楂、荞麦、白萝卜、韭菜、蒿子秆、小茴香、大葱、大蒜、黄花菜、百合、莲子、大枣、火腿、小麦、海带、瘦肉、鸡肝、乳类、豆制品、海藻、醋等。

◎常用改善气郁体质的药物。如香附、乌药、川楝子、陈皮、青皮、郁金、厚朴、紫苏子、菊花、薄荷、玫瑰花、枳壳、小茴香、厚朴、丁香等。

◎常用改善气郁体质的药膳。如柴胡疏肝饮、半夏厚朴汤、大枣龙眼汤、百合莲子汤、甘麦大枣粥、陈皮粥等。

 山楂

 橙子

 紫苏子

 玫瑰花

禁忌须知 ⊗ 药食

◎气郁体质者应忌食咖啡、浓茶等刺激性食物，少食油条等肥甘厚味食物。

血瘀体质

特征描述

概念解释

由于情绪、意志长期抑郁，或久居寒冷地区，脏腑功能失调等，使寒邪入血、寒凝血滞，或情志不遂、气郁血滞，或久病体虚、阳气不足，从而导致血行不畅，易形成以肤色晦暗、舌质紫黯等血瘀表现为主要特征的病理现象，以身体较瘦的人为主。血瘀体质者常见腹痛、噎嗝、胁痛、脑卒中、痛经、闭经及肿瘤、肝硬化等病症。中医学通常分为气虚血瘀、气滞血瘀、寒凝血瘀等。

症状表现

肌肤粗糙、干燥，有皮屑，肤色晦暗，色素沉着，易出现瘀斑；眼眶暗黑，眼睑呈紫黑色；口唇色紫，舌质紫黯，或有瘀斑；脉涩；易脱发；易烦，健忘，神经衰弱；不耐受寒邪。女性容易痛经，男性身上有瘀青，身上的疼痛症在夜晚加重等。

药食黄金选择

◎宜食可活血祛瘀的食物。如黑豆、桂皮、莲藕、洋葱、白萝卜、大蒜、生姜、韭菜、慈菇、蘑菇、香菇、黑木耳、海带、魔芋等。可适量饮酒，如黄酒、红葡萄酒等；可多食醋。

◎常用改善血瘀体质的药物。如熟地黄、丹参、川芎、当归、五加皮、地榆、玫瑰花、柴胡、香附、红花、桃仁、益母草、谷麦芽等。

◎常用改善血瘀体质的药膳。如复元活血汤、山楂红糖汤、桃仁粥、益母草蜜饮、黑豆红花饮、青皮山楂粥、陈皮橘叶茶等。

 白萝卜
 海带
 当归
 柴胡

禁忌须知 药食

◎血瘀体质者应少食或忌食以下食物。如肥肉、盐、味精、红薯、芋艿、蚕豆、栗子、奶油、鳗鱼、蟹黄、蛋黄、鱼子、巧克力及油炸食品、冷饮等。

特禀体质

特征描述

概念解释

由于先天禀赋不足或禀赋遗传等因素，而形成先天性、遗传性的特殊病理现象，主要包括过敏体质、遗传病体质及胎传体质等。

◎过敏体质。易对药物、食物、气味、花粉、季节过敏，从而引发过敏性鼻炎、过敏性哮喘、湿疹等病症。

◎遗传病体质。有家族遗传病史或是先天性疾病，大多很难治愈，如血友病、先天愚型及中医所称的"五迟""五软""解颅"等。

◎胎传体质。由母亲在妊娠期间所受的不良影响传到胎儿所造成，何时发作受环境影响。如胎热、胎寒、胎惊、胎肥、胎痫、胎弱等。

症状表现

适应能力差，易引起旧病发作；即使不感冒也经常鼻塞、打喷嚏、流鼻涕；易患哮喘；皮肤常因过敏出现紫红色瘀点、瘀斑，皮肤常一抓就红，并有抓痕。

药食黄金选择

◎饮食应清淡、均衡，粗细搭配适当，荤素配伍合理，宜食益气固表的食物。如山药、大枣、糙米、鸡肉、瘦肉、大米、香菇及各种蔬菜等。

◎常用改善特禀体质的药物。如黄芪、人参、白术、荆芥、杜仲、蝉蜕、乌梅、防风、益母草、当归、生地黄、黄芩、牡丹皮等。

◎常用改善特禀体质的药膳。人参大枣茶、固表粥、葱白大枣鸡肉粥、杜仲黄芪瘦肉汤、薏米药粥、黄芪大枣粥等。

◎常用改善特禀体质的中成药。如玉屏风散、消风散、过敏煎等。

 大枣
 香菇
 黄芪
 牡丹皮

禁忌须知 药食

◎特禀体质者应少食或忌食生冷食物、辛辣食物、腥膻发物及含致敏物质的食物，如辣椒、咖啡、鱼、虾等，以减少发作机会。

四季之饮食、用药宜忌

春季之饮食、用药宜忌

春季人体各组织器官功能活跃，表现最为明显的是肝脏。春三月肝气生发，肝阳易开，人体易出现头晕目眩等症状。春季风多物燥的气候特点使人体口干唇燥、皮肤干燥，易引起感冒、鼻炎、关节炎、皮肤病等。北方的沙尘天气易引起过敏性皮炎、过敏性鼻炎等疾病。而南方的阴雨天气则易引发风湿性关节炎、心理疾病等。

药食黄金选择

◎早春时节宜食高热量食物。如谷类制品、玉米、芝麻、花生、核桃等。另外，还要补充一些优质蛋白，如鸡蛋、鸡肉、兔肉等。

◎春季应温补阳气，补充津液。宜多饮水，多食清肝养肝、清淡多样的食物，包括甜味食品、新鲜蔬菜及水果，如蜂蜜、豆浆、甘蔗等。

◎春季最适宜食莲子、梨、香蕉、橘子、绿豆、花生、芹菜、茼蒿等，可预防春季容易出现的头晕、头痛、咽干、咳嗽、失眠等病症。

◎春季宜食富含维生素和无机盐的食物。如小白菜、油菜、辣椒、胡萝卜、菜花、圆白菜、芹菜、马兰头、春笋、橘子等。

◎春季调理常用的中药有：西洋参、沙参、百合、枸杞子、女贞子、大枣、金银花、决明子、陈皮、藿香、云苓、山药、党参、黄芪、柴胡、黄芩、白花蛇舌草、车前草、鸡骨草、五味子、白菊花、何首乌粉等。

药食禁忌须知

◎春季应忌食生冷、肥甘、油腻、煎炸、黏甜等不易消化的食物。如黄瓜、冬瓜、羊肉、狗肉、雀肉、甲鱼、鹌鹑、肉桂、小茴香、洋葱、花椒、炒花生、炒瓜子、炒蚕豆、炒黄豆、薯片、白酒等。

◎春季应忌服的中药有：丹参、鹿茸、雄蚕蛾、肉苁蓉等。

夏季之饮食、用药宜忌

夏季人体最易出汗，耗气伤津，是新陈代谢最旺盛的时期。炎热的气候，可使人出现食欲不振、口腻无味、倦怠乏力等症状，俗称"苦夏症"。不同年龄、不同性别的人在夏季易受暑湿之邪而犯病，呈现不同的倾向，如老年人易患高血压、心脑血管病等疾病。

药食黄金选择

◎夏季宜食含水分多的食物。如冬瓜、黄瓜、金瓜、丝瓜、佛手瓜、南瓜、苦瓜、甜瓜、西瓜等。

◎夏季宜食清热祛湿的凉性食物。如荞麦、绿豆、茄子、莲藕、荸荠、茭白、橙子、罗汉果、黑鱼、鲫鱼、海带、海藻、鸭肉、鸭蛋等。

◎夏季宜食祛火败毒的苦味食物。如苦菜、扁豆、苦瓜、鲫鱼等。

◎夏季宜食敛汗止泻的酸味食物。如西红柿、柠檬、草莓、枇杷、葡萄、山楂、杜果、杨梅、猕猴桃等。

◎夏季调理常用的中药有：藿香、佩兰、蒲公英、荷叶、西洋参、香薷、西瓜翠衣、竹叶、丝瓜皮、天冬、麦冬、玄参、大黄、黄连、黄檗、连翘、金银花、菊花、大青叶、乌梅、薄荷等。

◎夏季调理常用的时令保健菜肴有：翡翠苦瓜盅、薄荷叶茯苓粥、奶油冬瓜片、鸽子肉健脾汤、龙眼莲子羹等。

药食禁忌须知

◎夏季忌食温热助火的食物。如羊肉、牛肉、狗肉、韭菜、荔枝、橘子、菠萝、龙眼、石榴、大枣、栗子、桃、杏、樱桃、榴梿、花椒、小茴香、桂皮、白酒等。

◎夏季忌食油腻、煎炸炒爆的食物。如炒花生、炒黄豆、炒瓜子等。

◎夏季忌食辛辣香燥、伤津耗液的食物。如大葱、生姜、大蒜、辣椒、胡椒等。

◎夏季忌食或少食生冷食物。如冷元宵、冷年糕、冷粥、冷饭等。

◎夏季应忌服的中药有：天麻、人参、鹿茸等。

秋季之饮食、用药宜忌

秋季风沙大，空气干燥，人体易出现皮肤干燥、大小便短频、口干舌燥等病症。同时，人的抗病能力下降，易引发感冒、腹泻等疾病，一些慢性病随气温的降低加重。秋季白天变短会触及生物钟调节机制，甚至引发精神性疾病。

药食黄金选择

◎秋季宜食增强体质的食物。如鱼类、肉类、鸡汤、大枣、栗子、燕窝等。

◎秋季宜食富含营养、生津养阴的食物。如全麦面、小麦仁、豆芽、豆浆、花生、芝麻、红薯、南瓜、白萝卜、白菜、黑木耳、梨、苹果、葡萄、甜杏仁、白扁豆、莲藕、黄鳝、核桃、海藻、荸荠、海蜇、胡萝卜、荠菜、平菇、海带、西红柿、兔肉等。

◎秋季调理常用的中药有：黄芪、人参、白术、沙参、枸杞子、何首乌、百合、莲子、山药、女贞子、胡麻仁、干地黄、玄参、黄精、玉竹、天冬、麦冬、桑叶、桑白皮、紫苏叶、太子参、西洋参、阿胶、生地黄、白芍、瓜蒌仁、瓜蒌皮、天花粉、甘草、杏仁、枇杷叶、紫菀、款冬花、半夏、陈皮、浙贝母、川贝母、白芥子、莱菔子、紫苏子、石斛等。

◎秋季调理常用的药膳有：泥鳅豆腐煲、鸡茸苦瓜煲、贝母秋梨、生地黄粥、雪梨木瓜糖水等。

药食禁忌须知

◎秋季忌食或少食各种生冷食物。如西瓜、生地瓜、香瓜、柿子、生黄瓜、冷菜等。

◎秋季，肺的功能偏旺，而辛味食品吃得过多，会使肺气更加旺盛，进而还会伤及肝气，所以秋天要少食辛味香燥食物。如大葱、大蒜、生姜、大料、小茴香、辣椒等。

◎秋季少食煎炸爆炒、不易消化的食物。如炒花生、炒蚕豆、爆米花、炸鸡腿、炸鹌鹑等。

◎秋季少食水生食物。如荸荠、茭白、菱角等。

◎秋季忌服的中药有：薄荷、金银花、菊花、砂仁、肉桂等。

冬季之饮食、用药宜忌

冬季阴盛阳衰，气流受低温和潮湿的影响，使人体热量散发加速，生理功能和食欲相应发生变化。大风对神经和精神活动也有明显影响。此时，人体精气封藏，新陈代谢开始下降，肺、气管、心脏等部位容易出现不适，风湿病患者也易加重病情。此外，冬季气候变化还容易引发流行性感冒、关节疼痛、气管炎、心绞痛等疾病。

✔ 药食黄金选择

◎冬季宜食具有补气填精、滋养强壮作用的温热性食物。如狗肉、羊肉、牛肉、雀肉、猪肚、猪腰、鸡肉、羊肚、大枣、羊奶、带鱼、鲳鱼、鲈鱼、刀鱼、鲫鱼、草鱼、鲢鱼、鳙鱼、黄鳝、河虾、海虾、淡菜、海参、糯米、高粱、黍米、燕麦、薏米、韭菜、辣椒、大头菜、香菜、胡葱、大蒜、生姜、龙眼、荔枝、山楂、核桃、栗子、白酒等。

◎冬季宜食黑色食物及黄色蔬菜类等。如黑米、黑豆、黑芝麻、黑枣、黑木耳、海带、紫菜、乌鸡、胡萝卜、黄花菜、土豆、山药、南瓜、菜花、芹菜等。

◎冬季调理常用的中药有：莲子、人参、肉桂、黄芪、燕窝、当归、百合、党参、薏米、天麻、丹参、枸杞子、西洋参、熟地黄等。

◎冬季调理常用的药膳有：当归生姜羊肉汤、虫草团鱼煲、燕窝汤、甘草肉桂牛肉汤、乌骨鸡归黄、归地烧羊肉、苓归乌鸡盅、虫草乌鸡汤等。

✘ 药食禁忌须知

◎冬季忌食性属寒冷的食物。如河蚌、田螺、绿豆、绿豆芽、生藕、生冷瓜果、柿子、柿饼、香蕉、冷茶等。

◎冬季忌服的中药有：菊花、金银花、薄荷等。

◎冬季忌饮过热的饮料，以免造成口腔、食道黏膜损伤。

◎冬季忌过多食用橘子，以免出现口舌干燥、咽喉肿痛等病症。